Handbuch Muskelaufbau

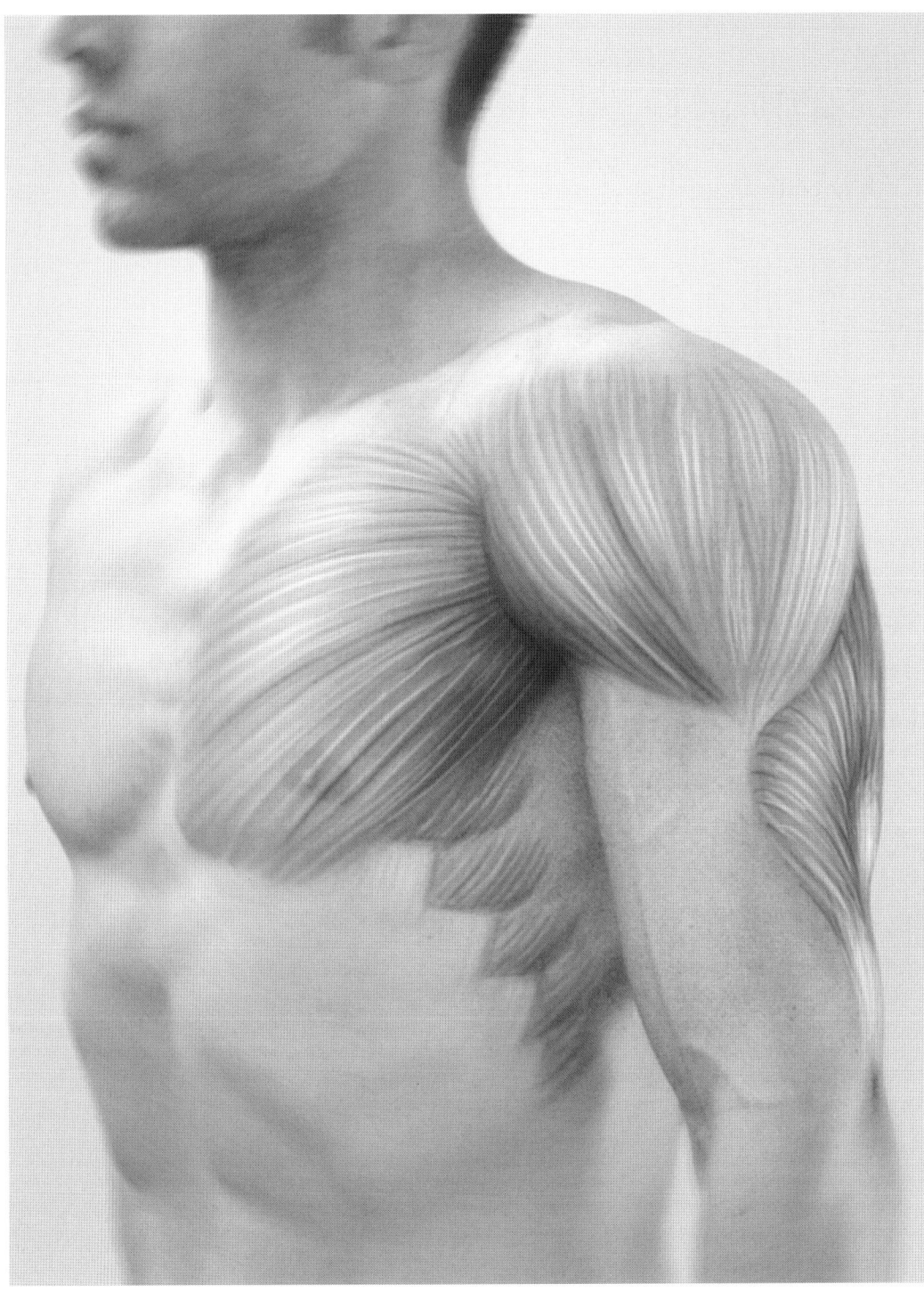

Handbuch Muskelaufbau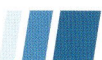

Dr. Gereon Berschin

KVM

Impressum

Anschrift des Verlags:
KVM – Der Medizinverlag
Dr. Kolster Verlags-GmbH
Komturstraße 18
12099 Berlin

Korrespondenz:
Dr. Gereon Berschin
Institut für Sportwissenschaft und Motologie
Philipps-Universität Marburg
Kugelgasse 10
35037 Marburg
gereon@berschin.de

© KVM – Der Medizinverlag
Dr. Kolster Verlags-GmbH, Berlin,
ein Unternehmen der Quintessenz-Verlagsgruppe

www.kvm-medizinverlag.de

1. Auflage 2012

Printed in Germany

Fotos: Martin Kreutter, Marburg
Layout und Satz: Lydia Kühn, Aix-en-Provence
Grafiken: Markus M. Voll, Egenhofen; David Kühn, Berlin
Lektorat: Carmen Dollhäubl, www.textgewebe.de
Covergestaltung: David Kühn, Berlin
Gesamtproduktion: KVM – Der Medizinverlag, Berlin
Druck: AZ Druck und Datentechnik GmbH, Berlin

ISBN: 978-3-940698-77-3

Inhalt

Vorwort

In den zahlreichen Veröffentlichungen und einschlägigen Internetforen rund um das Kraft- und Muskelaufbautraining kursieren unterschiedlichste, oft widersprüchliche Empfehlungen. Das vorliegende Buch bietet die angesichts dieser verwirrenden Vielfalt nötige Orientierung. In einem einzigen, handlichen Band präsentiert es alles Wissenswerte zum Thema, ohne dogmatisch bestimmte Methoden besonders hervorzuheben oder spezielle Trainingsformen zu bevorzugen. Trainierende auf jedem Leistungsniveau, Sportstudenten und Trainer finden in diesem Buch alles, was notwendig ist, um Krafttraining verstehen, analysieren und planen zu können – es ist Ratgeber, Trainingsplaner, Nachschlagewerk und Lehrbuch zugleich.

Der fundierte Grundlagenteil vermittelt knapp und nachvollziehbar die theoretische Basis des Muskelaufbaus; die Themen Ernährung, Supplemente und Doping werden sachlich behandelt. Ergänzt wird er durch einen Anwenderteil mit praktischem Trainingsbaukasten, in dem alle Übungen nach Zielmuskulatur und Funktion gegliedert vorgestellt und die verschiedenen Möglichkeiten der Ausführung mit Freihanteln, Kabelzügen oder an Maschinen erläutert werden. Mit diesem Fundus aus mehreren Hundert Übungen und den Mustertrainingsplänen gestalten Sie das Training abwechslungsreich und effektiv. Bei einer begrenzten Auswahl an Trainingsmitteln und -geräten helfen Ausführungsalternativen weiter.

Einsteiger lesen sich entweder in die Thematik ein oder starten gleich durch, indem sie die richtigen Übungen auswählen und erlernen. Der nach Leistungsstand abgestufte Programmbaukasten hilft Ihnen dabei, das Training fortwährend Ihrem Trainingserfolg anzupassen. Die nötigen Grundbegriffe erläutert das Trainingsglossar im Anhang.

Fortgeschrittene bereichern ihr Training um neue Übungen, Übungsreihen und methodische Varianten und schaffen damit die Voraussetzungen für ein weiteres Muskelwachstum.

Trainer und Experten erhalten einen systematischen Überblick über alle Facetten des Trainings und werden auf diese Weise befähigt, Trainingspläne zu konzipieren, zu analysieren und ggf. umzustellen. Die funktionell-anatomischen Grundlagen helfen, die Übungen in Hinblick auf ihre Wirksamkeit zu verstehen und zu optimieren.

Entstanden ist diese Publikation auf der Grundlage jahrelanger Praxis und wissenschaftlicher Beschäftigung mit der Thematik: Erkenntnisse aus der Forschung und aus Lehrveranstaltungen an der Hochschule sind ebenso eingeflossen wie meine langjährigen eigenen Erfahrungen im Kraftsport sowie die vielen Diskussionen mit Trainierenden in allen Leistungsbereichen.

Ich hoffe, Ihnen allen mit diesem Buch einen treuen Ratgeber an die Hand zu geben, der Sie bei Ihrem Training begleitet und unterstützt.

Zum Abschluss möchte ich Johannes Gödtel für seine Mitarbeit danken. Seine Ideen und kritischen Anmerkungen haben wesentlich zum Gelingen dieses Buches beigetragen. Mein Dank gilt zudem Carmen Dollhäubl für ihr konstruktiv-kritisches Lektorat. Ich widme dieses Buch meinem Sohn Onno.

Marburg, im Juli 2011
Gereon Berschin

Grundlagen

Krafttraining, Bodyforming und Bodybuilding

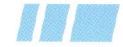

Körper und Figur

Der menschliche Körper liefert uns durch seinen Bau und seine Funktionen die Voraussetzungen für Körperhaltung und Bewegung.

Unser Haltungs- und Bewegungsapparat besteht aus einem knöchernen Stützsystem mit verschiedenen Skeletthebeln, die durch Gelenke beweglich verbunden sind und durch die Skelettmuskulatur gehalten bzw. bewegt werden. Das steuernde und regelnde Nervensystem sorgt dafür, dass die Muskeln als »Motoren« des Systems so abgestimmt arbeiten, dass eine kontrollierte Haltung und Bewegung möglich ist. Die dazu notwendigen Informationen über den Körper und seine Segmente – z. B. bezüglich der aktuellen Position im Raum, der Körperhaltung oder der Gelenkstellung – liefern die Wahrnehmungen der Sinnesorgane und Sinneszellen. Das Nervensystem berücksichtigt diese Informationen bei der Ansteuerung der einzelnen Muskeln.

Seine äußere Form, die sog. Physiognomie, erhält der menschliche Körper durch die Verteilung der Organe und Gewebe über und in dem aufspannenden Skelettsystem. Dabei spielt die Ausprägung der Muskulatur eine besondere Rolle; eine optimal ausgebildete Muskulatur verleiht dem menschlichen Körper Kraft und gilt nicht erst seit der Antike als Zeichen von Gesundheit, Leistungsfähigkeit und Attraktivität. Damals wie heute ist es Ziel der Körperkultur, diese Aspekte durch ein entsprechendes Training zu fördern. Die Schwerpunkte können dabei auf dem Aufbau von Muskelmasse (Bodybuilding) oder auf dem Umbau und der Strukturierung der Körpermasse (Bodyforming) liegen. Beim Krafttraining im eigentlichen Sinne geht es hingegen in erster Linie um eine Verbesserung der Muskelfunktion; die Formung des Körpers ist nur ein willkommener Nebeneffekt.

Den Körper formen

Prinzipiell gibt es drei Wege, den Körper zu formen: erstens über die Aufrichtung des Stützsystems, d. h. über die Körperhaltung, zweitens durch eine Zunahme bzw. veränderte Verteilung und Profilierung der Muskelmasse, drittens durch eine Volumenreduktion der Fettgewebe.

Den Körper aufrichten

Die aufgerichtete Körperhaltung, die unsere Vorfahren vor etwa sieben Millionen Jahren erworben haben, ist ein spezifisches Charakteristikum des Menschen. Eine aufgerichtete Körperhaltung hat aber nicht nur eine bewegungsfunktionelle Komponente, sondern ist auch Ausdruck von Stärke und Selbstbewusstsein. Man kennt diese kommunikative Bedeutung der Körperhaltung auch aus dem Tierreich, in dem über die Körperstellung Artgenossen und Fressfeinden die eigene Absicht nonverbal mitgeteilt wird.

Das aktive Aufrichten ist sowohl beim Bodybuilding wie auch beim Bodyforming der erste Schritt zur Verbesserung der Figur. Neben dem vorteilhafteren Erscheinungsbild – man wirkt größer, der Bauch ist flacher, der Brustkorb tritt stärker hervor – trainiert und stärkt man dadurch permanent seine Rumpfmuskulatur und hat somit ganz nebenbei schon einen Teil der täglichen Bauch- und Rumpf-muskeltrainingseinheit absolviert.

Muskeln aufbauen

Die Muskeln bezeichnet man häufig als die Motoren des menschlichen Körpers; im Gegensatz zum technischen Motor sind Muskeln allerdings anpassungsfähig. Werden sie regelmäßig beansprucht, bleiben sie erhalten bzw. gewinnen an Volumen und Leistungsfähigkeit. Werden sie nicht genutzt, schwinden sie dahin. Physiologen sprechen von Muskelhypertrophie (Zunahme) und Muskelatrophie (Abnahme).

Durch gezieltes Krafttraining kann ein Muskel an Volumen und Struktur gewinnen, was sich, da eine größere Muskelmasse mehr Volumen benötigt, auch an der Körperoberfläche bemerkbar macht und beispielsweise dem trainierten Oberarm sein charakteristisches Profil verleiht.

Fettgewebe reduzieren

Das Fettgewebe hat im menschlichen Körper mehrere Funktionen: Als Baufett dient es zur Polsterung, beispielsweise an der Fußsohle oder am Gesäß; als subkutanes (unter der Haut liegendes) Fett dient es der Wärmeisolation des menschlichen Körpers sowie als Energielieferant. Wird dem Körper durch die Ernährung Energie im Überfluss angeboten, so nutzt der Organismus seine Fettdepots zur Speicherung. Dadurch quellen die Fettgewebe auf und nehmen an Volumen zu. Dies betrifft nicht nur das Fettgewebe der Unterhaut – die sog. Speckschicht –, sondern auch das Eingeweidefett (viszerales Fett) in der Bauchhöhle, was durch ein Verschieben der Bauchwand nach außen sichtbar wird. Ziel einer Figurformung durch Training sollte also nicht nur sein, dem Körper durch Muskelaufbau Form und Struktur zu geben, sondern auch, das Volumen der Fettgewebe zu reduzieren, indem die darin eingelagerten energiereichen Fettsäuren verbraucht werden.

Trainingsziele setzen

Bevor man mit dem Training beginnt, sollte man sich Gedanken über den möglichen und gewünschten Trainingserfolg machen – sprich: Trainingsziele festlegen.
Training heißt nicht anderes, als das Vermögen des menschlichen Körpers, sich an regelmäßig wiederkehrende Belastungen anzupassen, gezielt und planmäßig auszunutzen. Das Anpassungspotenzial nennt man Trainierbarkeit; diese gibt den Rahmen vor, in dem sich die sportliche Leistungsfähigkeit entwickeln kann. Die Trainierbarkeit hat ihren Höhepunkt zwischen dem 20. und 30. Lebensjahr; danach nimmt sie zwar langsam ab, ist jedoch bis ins hohe Alter vorhanden.

Welcher Leistungsstand jeweils realisierbar ist, hängt neben den individuellen genetischen Voraussetzungen und dem Alter auch vom Geschlecht ab. So haben Männer aufgrund ihres höheren Testosteronspiegels und den dadurch begünstigten anabolen (substanzaufbauenden) Eiweißstoffwechsel ein deutlich höheres Kraftniveau und sind gegenüber Frauen in Bezug auf das absolute Leistungsvermögen und die Trainierbarkeit im Vorteil.

Für alle gilt jedoch: Je niedriger das Ausgangsleistungsniveau ist, desto größer fallen zunächst die Trainingserfolge aus, und desto schneller lassen sich Fortschritte erzielen. In Bezug auf Muskelkraft und -struktur gilt das in besonderem Maße. Da der Muskel sich infolge einer Trainingsbelastung besser organisiert und somit ökonomischer und effektiver arbeitet, steigt die Muskelkraft rasch an. Das Muskelvolumen nimmt stetig zu, weil der Muskel seine Grundspannung erhöht und die Durchblutung auch in den Tagen nach dem Training verstärkt ist.

Je länger man allerdings trainiert und je höher das Leistungsniveau ist, desto kleiner werden die Fortschritte, denn man nähert sich stetig seiner physiologisch erreichbaren Grenze und muss in Relation zu den erzielbaren Trainingserfolgen einen immer größeren Aufwand betreiben. Daher kommen die meisten Trainierenden mit steigendem Leistungsniveau irgendwann an den Punkt, an dem der Wunsch nach neuen Methoden und Mitteln entsteht, die den gewohnten schnellen Muskelaufbau erhalten. Neben einer Optimierung der Trainingsmethoden richtet sich das Interesse dann in der Regel vor allem auf die Ernährung, beginnend bei speziellen Diäten (→ S. 25ff.), über Nahrungsergänzungsmittel (→ S. 29ff.) bis hin zu nicht frei verkäuflichen Substanzen, die den Aufbau von körpereigenem Gewebe fördern (sog. Anabolika, → S. 32ff.). Letztere ermöglichen – allerdings unter Inkaufnahme erheblicher gesundheitlicher Risiken – einen Trainingsfortschritt, der weit über das natürlich Erreichbare hinausgeht. Durch die in der Werbung und in einschlägigen Magazinen propagierten Körperideale wird die Versuchung, solche illegalen Mittel einzusetzen, häufig noch gesteigert – und das, obwohl jedem halbwegs mit der Materie vertrauten Sportler und Trainer klar sein dürfte, dass die dort präsentierten Idole ihre Körperproportionen meist unter jahre- oder sogar jahrzehntelangem missbräuchlichen Einsatz von verbotenen, nicht frei verkäuflichen Muskelaufbauprodukten erreicht haben, und nicht allein mithilfe der Supplemente, die sie bewerben. Unter diesem Aspekt betrachtet, sind auch die Trainingspläne von Hochleistungsbodybuildern als unrealistisch zu bewerten. Deren umfangreiche Programme können in dieser Form nur unter Zuhilfenahme von Dopingsubstanzen absolviert werden und sind für einen »Normalsterblichen« im Bezug auf Umfang und Intensität nicht zu meistern.

Die Kardinalsfrage ist also: Was geht, und was geht nicht? Um Motivationstiefs und Frustrationserlebnisse von vornherein zu vermeiden, sollte man überlegen, welche Ziele realistisch sind. Aber woher wissen wir, welcher Körperbau ohne Zuhilfenahme illegaler, gesundheitsschädlicher Substanzen erreichbar ist? Einen guten Anhaltspunkt zur Beantwortung dieser Frage liefert uns die Betrachtung der Körperproportionen vor dem Anabolikazeitalter. Das heißt, wir müssen Sportlerkörper aus einer Ära vor den 1950er-Jahren in den Blick nehmen, als die in den 1930er-Jahren entdeckten, damals noch erlaubten muskelaufbauenden Substanzen noch nicht ihren Weg über das olympische Gewichtheben (1954) zum Bodybuilding gefunden hatten.

Im Grunde kann man nur bei den Athleten der Vorkriegszeit mit großer Wahrscheinlichkeit davon ausgehen, dass sie ihren Körper und ihre Kraftwerte auf natürliche Art und Weise erreicht haben. Betrachtet man die zum Vergleich gerne herangezogenen Lieblingswerte der trainierenden Zunft, nämlich Oberarmumfang und Bankdrückleistung, und rechnet die Werte hoch, so ergibt sich, dass bei normalwüchsigen Männern das mit natürlichen Mitteln maximal erreichbare Kraftniveau beim Bankdrücken in etwa beim Doppelten des Körpergewichts liegt; das heißt, ein 85 Kilo schwerer männlicher Athlet kann unter günstigen Voraussetzungen ohne Hilfen wie Drückerhemd oder Bandagen etwa eine Leistung von 170 Kilogramm erreichen. Der maximale Oberarmumfang, der sich durch Training bei normalem subkutanem Fettgehalt erzielen lässt, dürfte auch bei guten genetischen Voraussetzungen bei 45 bis 47 Zentimetern limitiert sein.

Konstitutionelle Voraussetzungen berücksichtigen

Wenn man den Körperbau von erwachsenen Menschen vergleicht, so fällt auf, dass es hinsichtlich der Grundanlage eine Reihe unterschiedlicher Typen zu geben scheint.

Auf der Grundlage dieser Beobachtung unterschied der Psychiater Ernst Kretschmar (1888–1964) zwischen dem hageren, schmalwüchsigen Konstitutionstyp (Leptosomen), dem breitwüchsigen mit Neigung zum Fettansatz (Pykniker) und dem muskulösen (Athletiker). Einem ähnlichen Ansatz folgte der amerikanische Arzt und Psychologe William Sheldon (1898–1977). Er bezog sich bei seiner Unterteilung auf die embryonale Keimzelle; aus deren dreiblättriger Struktur und der Dominanz einzelner Gewebearten leitete er einen endomorphen, einen mesomorphen und einen ektomorphen Konstitutionstyp ab.

Die wissenschaftlichen Grundlagen dieser Einteilung und die Schlüsse, die Kretschmar und Sheldon aus ihren Typologien zogen – beide sahen einen Zusammenhang zwischen Körperform und charakterlichen Eigenschaften – sind mittlerweile überholt. Die Körperbaukategorien werden jedoch noch heute in der Trainingswissenschaft und in der Sportmedizin benutzt, um daraus Trainingsanpassungstypen abzuleiten. In diesem Rahmen haben sich die Typologien als nützlich erwiesen, da sie nachvollziehbar machen, warum jeder Körper anders auf ein bestimmtes Training reagiert. Man muss jedoch einschränkend hinzufügen, dass die beschriebenen Typen meist nicht in Reinform vorkommen. In der Regel muss man sich zwischen zwei Konstitutionstypen einordnen.

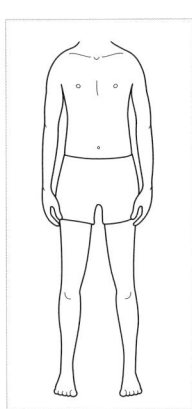

Ektomorpher oder leptosomer Typ

Dieser Typ ist gekennzeichnet durch ein schmales und schlankes Skelett. Ektomorph veranlagte Menschen sind meist überdurchschnittlich groß und verfügen häufig über vergleichsweise lange und feingliedrige Gliedmaßen. Der Brustkorb ist eher klein, die Schultern sind schmal, die Muskeln in der Regel lang und dünn. Frauen behalten häufig eine schlanke, röhrenförmige Mädchenfigur. Der Körperfettgehalt ist gering.

Auf Krafttraining reagiert dieser Typus mit einer geringen Volumenzunahme, da die Muskulatur überwiegend aus Typ-I-Muskelfasern (→ S. 18) besteht, welche strukturell auf Ausdauerleistungen ausgelegt sind.

Für den ektomorphen Phänotyp sollte das Krafttraining auf eine Gewichtszunahme, möglichst in Form von Muskelmasse, ausgerichtet sein, auch wenn das Muskelwachstum nur langsam erfolgt. Ernährungsseitig ist auf eine erhöhte Kalorienzufuhr zu achten. Mitunter ist es hilfreich, die Kost durch Präparate zur Gewichtszunahme und Proteingetränke zu ergänzen.

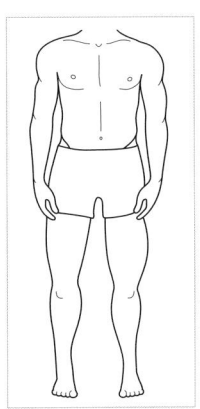

Mesomorpher oder athletischer Typ

Dieser Typ ist bei Männern durch ein stark androgenes Erscheinungsbild gekennzeichnet. Auffällig sind der mächtige Brustkorb und die typische V-Form des Oberkörpers, die markanten Wangenknochen, der massive Unterkiefer sowie das generell lange und breite Gesicht. Bei Frauen ist der Körper sanduhrförmig. Fett wird in geringem Maße eingelagert, bei Männern im Bauch- und Hüftbereich und bei Frauen am Gesäß und im Brustbereich.

Die Extremitäten sind und bleiben bei diesem Typus sichtbar muskulös. Der mesomorphe Typ verfügt auch ohne spezielles Training über eine ausgeprägte Muskulatur und große Körperkraft. Hände und Füße sind überdurchschnittlich groß, der Oberkörper ist eher lang. Durch die Neigung zu raschem und ausgeprägtem Muskelzuwachs werden allerdings auch individuelle Veranlagungen zu einer unausgewogenen Entwicklung der Muskulatur (Disproportion) schnell sichtbar.

Ein mesomorpher Typus kann lange Trainingseinheiten mit kurzen Pausen absolvieren, sollte aber das eigentliche Training mit komplementären Formen (z. B. Ausdauer- oder Beweglichkeitstraining) kombinieren, weil er zu einem hohen Muskeltonus und damit zu Verkürzungen tendiert. Mesomorph veranlagte Menschen sollten grundsätzlich auf eine ausgewogene Ernährung achten, wobei bei Männern der im Allgemeinen starken Gewichtszunahme durch einen angemessen erhöhten Eiweißanteil Rechnung getragen wird.

Endomorpher oder pyknischer Typ

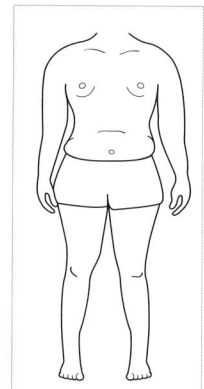

Dieser Phänotyp verfügt über einen breitwüchsigen Körperbau. Menschen mit dieser Veranlagung sind häufig eher unterdurchschnittlich groß, die Körperproportionen sind rund. Kennzeichnend sind eine weiche Muskulatur, kurze Extremitäten, ein rundes Gesicht, ein kurzer Hals, breite Hüften und eine starke Fettaufspeicherung, bei Frauen auch im Bereich der Arme. Bei Männern dominiert die Fetteinlagerung im und am Bauch, die Figur ähnelt einem Apfel. Der Körper endomorpher Frauen ist birnenförmig; nach den Wechseljahren gleicht sich das Fetteinlagerungsprofil dem der Männer an, und es entwickelt sich häufig ebenfalls eine Apfelform. Zwar werden endomorphe Menschen häufig als klein und adipös beschrieben, es gibt aber auch Großwüchsige mit endomorphem Körperbau.

Die Muskelentwicklung des endomorphen Typus verläuft gut und gleichmäßig, allerdings setzt er auch schnell Fett an; daher gilt es bei Trainierenden dieses Typs, stets auch auf den Fettabbau zu achten.

Im Trainingsprogramm sollte aerobes Training eingebunden sein, also Radfahren, Laufen und andere Sportarten mit hohem Kalorienverbrauch. Dieses Training fällt dem Endomorphen naturgemäß am schwersten. Das Training selbst sollte eher langsam und ausgedehnt als besonders intensiv sein.

Das Ernährungsprogramm sollte ausgewogen sein. Eine eventuell anzustrebende negative Kalorienbilanz kann über eine ausreichend große energieverbrauchende Muskelmasse und über Bewegung erreicht werden. Führt das nicht zum gewünschten Erfolg, empfehlen sich Reduktionsdiäten; besonders gut spricht der endomorphe Körpertypus auf Low-Carb-Diäten an.

Grundlagenwissen Sportbiologie

Basiswissen zur Muskelkraft

Was man gemeinhin als Kraft versteht, ist eine motorische Leistung, die verschiedene Muskeln im Zusammenspiel erbringen. Selbst bei einfachen Bewegungen wirkt immer mehr als ein Muskel mit. Um ein effektives Krafttraining durchzuführen bzw. anzuleiten, ist es unerlässlich, die bewegungs-mechanischen und anatomischen Grundsätze der Muskelkraft zu verstehen.

Kraft und Muskelkraft

Der Physiker definiert Kraft als eine Größe, die man an ihrer Wirkung erkennt. Sie kann beschleunigen, abbremsen, verformen und im Zusammenspiel mit einer Gegenkraft (Reaktionskraft) ein Gleichgewicht herstellen – z. B. im Stand. Die Verwendung des Wortes »Kraft« als Leistungsparameter in der Trainingswissenschaft beschreibt wie gesagt nicht die Kraft eines Einzelmuskels, sondern bezieht sich auf die motorische Leistung aller beteiligten Muskeln an einem oder mehreren Gelenken. Man kann dies mit einer Menschenpyramide vergleichen, die nur dann nicht einstürzt, wenn alle ihre Aufgabe bewältigen und stabil stehen.

Mechanisch betrachtet erzeugen Muskeln Drehmomente, die erst über die Beteiligung mehrerer Gelenke in eine gradlinige Kraftentwicklung übersetzt werden. Es ist wie beim Greifarm eines Baggers: Die einzelnen Gelenke werden rotiert, und trotzdem kann der Arm als Ganzes einen geraden Weg zurücklegen. Die Muskelkraft ist die aus diesem Zusammenwirken resultierende Kraft, die über die Bewegung der Körpersegmente und über eine kraftübertragende Struktur nach außen – z. B. auf eine Hantel – ausgeübt werden kann. Kraftübertragende Strukturen sind z. B. die Hände (bei allen Stütz-, Trage- und Hebebewegungen) und Füße (beim Stehen, Gehen, Laufen und Springen).

Bewegungs- und Muskelfunktion

Anatomisch betrachtet verbinden Muskeln mindestens zwei verschiedene knöcherne Punkte und überziehen dabei mindestens ein Gelenk. Diese Punkte, an denen der Muskel über eine Sehne an den Knochen ansetzt, werden als Ansatz und Ursprung des Muskels bezeichnet. Beim Zusammenziehen des Muskels (Kontraktion) nähern sich, sofern die Kraft ausreichend groß ist, Ursprung und Ansatz einander. Dadurch bewegen sich die Gelenke, die der Muskel überspannt. Bei Bewegungen unterscheiden man in Bezug auf das jeweilige Gelenk arbeitende (griech.: Agonisten = Handelnde), mitarbeitende (griech.: Synergisten = Mitspieler) und nachgebende bzw. entgegengesetzt arbeitende Muskeln (griech.: Antagonisten = Gegenspieler).

Will man Übungen in Bezug auf ihren Nutzen für bestimmte Muskeln und Muskelgruppen verstehen, so ist es wichtig zu wissen, auf welche Weise der Muskel an der Bewegung wesentlich (Hauptfunktionsmuskel) oder unterstützend (Hilfsmuskel) beteiligt ist. Die Zuordnung von Bewegungsfunktion und Muskelfunktion ist allerdings nicht immer ganz einfach. Insbesondere im Bereich der unteren Extremitäten gibt es große Muskelgruppen, die zwei Gelenke überziehen und scheinbar widersprüchlich in einem Gelenk als Beuger und im anderen als Strecker arbeiten. So wirkt z. B. die rückseitige Oberschenkelmuskulatur (ischiokrurale Muskulatur), bestehend aus M. biceps femoris, M. semitendinosus und M. semimembranosus, im Knie als Beuger und in der Hüfte als Strecker. Diese Muskulatur arbeitet beispielsweise bei Kniebeugen im einen Gelenk verkürzend, wohingegen sie im anderen nachgebend wirkt.

Maximalkraft, Schnellkraft und Kraftausdauer

Zum Verständnis der Muskelarbeit bei einer Kraftentwicklung ist jedoch nicht nur die Größe der Kraft, sondern auch die Dauer der Kontraktion und die Verkürzungsgeschwindigkeit von Bedeutung.

Unter Berücksichtigung dieser Parameter unterscheidet man in der Trainingswissenschaft folgende Erscheinungsformen der Kraft:

- **Maximalkraft** ist die höchstmögliche Kraft, die ein Muskel erzeugen kann. Maximalkraft beim Training betrifft immer mehrere Muskeln, die gemeinsam arbeiten und eine komplexe Bewegung erzeugen. Die Maximalkraft wird als die motorische Leistung definiert, mit der man gegen einen äußeren Widerstand (Schwerkraft des Gewichts) eine Bewegung gerade noch komplett durchführen kann.

- **Schnellkraft** ist die Fähigkeit eines Muskels, sich gegen einen äußeren Widerstand möglichst schnell zu verkürzen. Sie entscheidet z. B. bei einem Kugelstoßer über die Stoßweite oder bei einem Boxer über die Schlagkraft. Eine spezielle Form der Schnellkraft ist die Reaktivkraft. Sie ist ein Maß für die Verkürzungsgeschwindigkeit bei unmittelbar vorangegangener Dehnung und beispielsweise bei Sprints und Sprüngen von zentraler Bedeutung.

- **Kraftausdauer** ist die Fähigkeit, eine Kraftleistung möglichst lange aufrechtzuerhalten. Man unterscheidet dabei zwischen anaerober und aerober Ausdauer (→ S. 21). Für Erstere sind die Energiespeicher im Muskel und in der Leber entscheidend, für Letztere spielen Blutversorgung und Struktur des Muskels eine wichtige Rolle.

Übertragen auf das Beispiel eines Autos entspricht die Maximalkraft der Höchstgeschwindigkeit, die Schnellkraft der Beschleunigung und die Kraftausdauer der Reichweite.

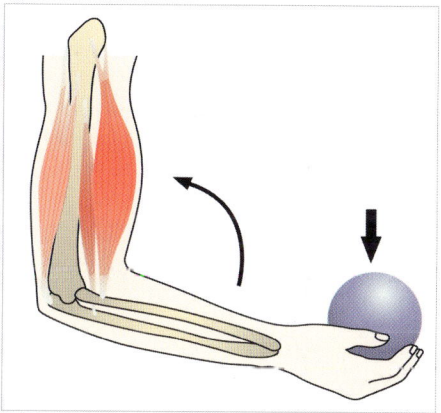

M. triceps brachii

M. biceps brachii

Beugt der Bizeps den Unterarm, dann wird der Trizeps gedehnt – der Bizeps ist der Agonist (Spieler), der Trizeps der Antagonist (Gegenspieler). Beim Strecken des Armes ist es umgekehrt.

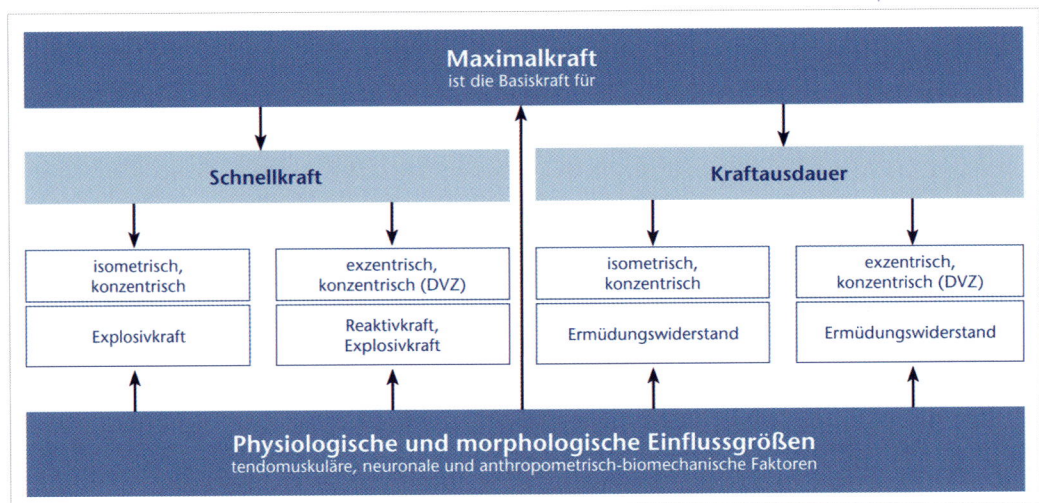

Die verschiedenen Komponenten und Einflussgrößen der Muskelkraft (DVZ = Dehnungs-Verkürzungs-Zyklus)

Arbeits- und Kontraktionsformen der Muskulatur

Zur Klassifizierung der Art der Muskelkontraktion unterscheidet man die Muskelarbeit in Bezug auf Muskellänge, Muskelspannung und Bewegungsgeschwindigkeit.

Hinsichtlich der Muskellänge differenziert man in isometrische (keine Längenveränderung), konzentrische (verkürzende) und exzentrische (bremsend-nachgebende) Arbeitsformen. Eine isometrische Kontraktion liegt vor, wenn ein Muskel seine Länge gegen einen Widerstand konstant hält; eine konzentrische, wenn sich der Muskel dabei verkürzt, und eine exzentrische, wenn der Muskel gegen einen Widerstand gedehnt wird, also nachgibt.

Ändert sich bei einer Bewegung die Muskelspannung, beispielsweise durch günstiger werdende Hebel, so spricht man von einer auxotonischen, bleibt sie gleich, so spricht man von einer isotonischen Arbeitsweise des Muskels. In der Praxis sind fast alle Übungen auxotonisch, es sein denn, man benützt spezielle isotonische Maschinen.

In Bezug auf die Geschwindigkeit der Muskellängenänderung unterscheidet man isokinetische (gleichförmige Geschwindigkeit) und variokinetische (verändernde Geschwindigkeit) Arbeitsweisen der Muskulatur.

Muskelphysiologie

Bei der isometrischen Kontraktion ändert sich nur der Spannungszustand eines Muskels, nicht jedoch seine Gesamtlänge.

Das Muskelgewebe ist im Gegensatz zu allen anderen Gewebearten im menschlichen Körper in der Lage, sich auch gegen einen Widerstand zusammenzuziehen. Das Zusammenziehen eines Muskels bezeichnet man als Kontraktion. Verantwortlich dafür ist der besondere Bau der Muskelzelle. Muskelzellen sind von einem Stützskelett durchzogen, welches kontraktil ist (fähig, sich zusammenzuziehen).

Im menschlichen Körper gibt es drei verschiedene Arten von Muskeln:

1. Die **glatte Muskulatur** befindet sich an den Wänden der inneren Hohlorgane (Magen, Darm, Harnblase) und der Blutgefäße. Sie arbeitet ohne unser willentliches Zutun und wird vom vegetativen Nervensystem gesteuert.
2. Die **Herzmuskulatur** ist strukturell so beschaffen, dass sie unermüdlich – ein Leben lang – arbeiten kann. Sie wird wie die glatte Muskulatur vom vegetativen Nervensystem gesteuert, ohne dass sie willentlich beeinflusst werden kann.
3. Die **quer gestreifte Skelettmuskulatur** ist das System langer Muskeln, das die Haltung und Bewegung des menschlichen Körpers steuert und das wir im Gegensatz zu den ersten beiden Muskeltypen willkürlich aktivieren können. Bei diesem Muskeltyp können durch Krafttraining Anpassungen wie z. B. Dickenwachstum oder eine verbesserte Ausdauer erreicht werden.

Der Skelettmuskel

Ein Skelettmuskel verbindet in der Regel zwei Knochen miteinander, die durch ein Gelenk verbunden sind. Manche Muskeln, wie z. B. der M. biceps brachii, teilen sich vom Ursprung aus in mehrere Stränge (sog. Köpfe). Ein Muskelstrang besteht aus einzelnen Bündeln (sog. Muskelfaserbündeln), diese bestehen wiederum aus einzelnen Muskelfasern (= Muskelzellen). In der Muskelfaser befinden sich Myofibrillen, die aus einer Kette von vielen Sarkomeren gebildet werden. In den Sarkomeren werden die Muskelkontraktionen ausgelöst: Zwei verschiedene Arten von Eiweißmolekülen, Aktin und Myosin, greifen wie ein Reißverschluss ineinander und ziehen den Muskel dadurch zusammen. Dabei dockt das Myosinköpfchen am Aktin an und kippt dann wie bei einem Ruderschlag seitlich ab.

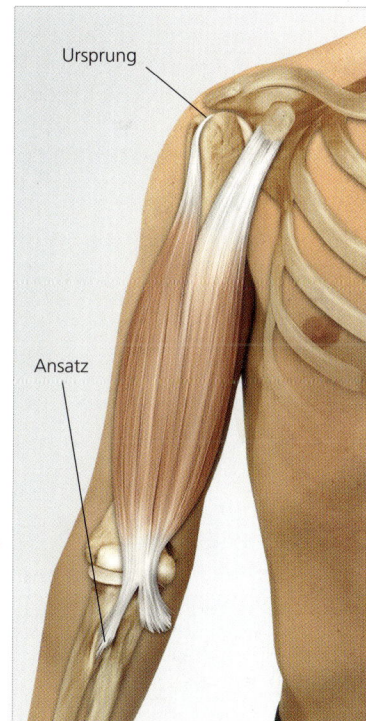

Ursprung

Ansatz

Nach dem Lösen des Köpfchens wiederholt sich das Ganze. Diesen Vorgang nennt man Brückenbildung; als notwendiger Energieträger dafür wird ATP (Adenosintriphosphat) ge- und verbraucht.

Damit eine Kontraktion ausgelöst wird, muss der Muskel einen Befehl vom Nervensystem bekommen. Dieses übermittelt seine Signale in Form von elektrischen und chemischen Reizen. Die Kommandozentralen für diese Befehlskette sind die verschiedenen Ebenen des zentralen Nervensystems (Rückenmark und Gehirn). Um einen Muskel entsprechend mit Kontraktionsbefehlen versorgen zu können, benötigen diese Zentralen jedoch auch Informationen über dessen Zustand. Dafür sind die Muskel- und Sehnenspindeln zuständig, die Muskellange und Muskelkraft messen und diese Informationen an die Zentrale übermitteln. Dieser wechselseitige Informationsfluss ist die Voraussetzung dafür, dass wir die Kraft eines Muskels fein dosieren können und nicht jedes rohe Ei unbeholfen zerquetschen.

Ein paar Zahlen: Der menschliche Körper verfügt über etwa 600 verschiedene Skelettmuskeln. Der Skelettmuskel Bizeps z. B. besteht aus 600.000 Muskelfasern und diese wiederum aus insgesamt etwa zehn Milliarden Sarkomeren.

Muskeln verbinden Knochen (Skeletthebel),
überziehen Gelenke und bewegen diese

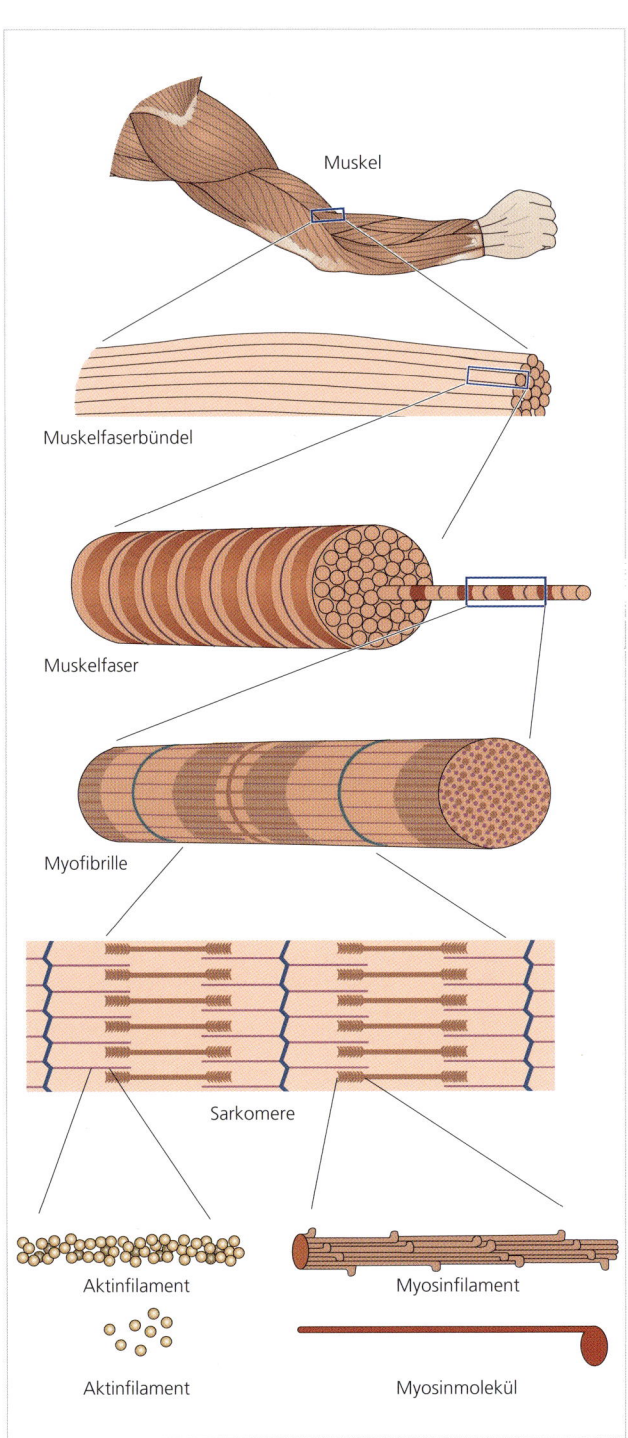

Muskel

Muskelfaserbündel

Muskelfaser

Myofibrille

Sarkomere

Aktinfilament

Myosinfilament

Aktinfilament

Myosinmolekül

Aufbau eines Muskelstranges

Muskelfasertypen

Die Skelettmuskeln des menschlichen Körpers haben unterschiedliche Aufgaben. Die Muskeln am Rumpf können als Haltemuskeln lang und ausdauernd arbeiten, wohingegen die Armmuskeln relativ schnell ermüden. Verantwortlich für diese strukturellen Eigenschaften eines Muskels sind die Muskelfasern und ihr feingeweblicher Bau.

Tierphysiologen unterschieden Ende des 19. Jahrhunderts bei einer Untersuchung von tierischem Muskelgewebe primär zwei Arten von Muskelgewebe, rotes und weißes. Die Rotfärbung ist auf den Myoglobingehalt zurückzuführen, einem Derivat des Hämoglobins im Blut, das für den Sauerstofftransport innerhalb des Muskels benötigt wird. Entsprechend differenziert man rote und weiße Muskelfasern bzw. -zellen, die auf die unterschiedlichen Bereitstellungsformen von Energie (→ S. 21) ausgerichtet sind und sich in ihrer Kontraktionsgeschwindigkeit unterscheiden:

Typ-I- oder **ST-Fasern** (ST = slow twitch) – langsam zuckend, rot/dunkel

Dieser Fasertyp ist in der Lage, lange und wiederholt zu kontrahieren. Auf der anderen Seite kontrahiert er nur langsam und kann wesentlich geringere Kräfte erzeugen als Fasern von Typ II. Die Muskelzellen verfügen über viele Mitochondrien (Hauptorte des Energiestoffwechsels), die wie kleine Kraftwerke unter Sauerstoffverbrauch ständig neue Energie in Form von ATP (Adenosintriphosphat) herstellen können.

Typ-II- oder **FT-Fasern** (FT = fast twitch) – schnell zuckend, weiß/hell

Schnell und stark, aber wenig ausdauernd – so kann man die Eigenschaften dieses Fasertyps beschreiben. Dafür benötigt dieser Typ sehr viel schneller und größere Mengen an Energie, als die Mitochondrien liefern können. ATP wird hier ohne Sauerstoff gebildet; weil dabei die Säure Laktat entsteht, ist dieser Prozess begrenzt. Daher ist dieser Muskelzellentyp auf andere Formen der Energiegewinnung angewiesen. Unter dem Mikroskop sehen die Fasern weißlich aus.

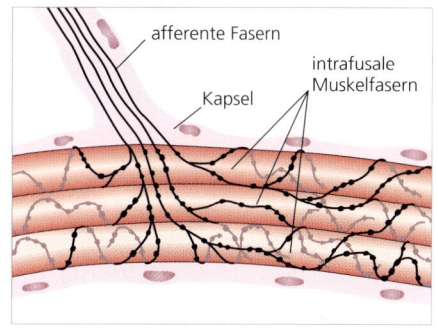

Aufbau eines Muskelstranges

Welche Eigenschaft eine Muskelfaser hat, bestimmt insbesondere die Struktur des Eiweißmoleküls Myosin. Nachdem man festgestellt hat, dass die Brückenbildung der Myosinmoleküle je nach ihrer chemischen Zusammensetzung schneller oder langsamer stattfindet, werden bei den Typ-II-Fasern noch weitere Untertypen unterschieden. Nach der Myosin-Heavy-Chain-Klassifizierung (MHC) unterteilt man die menschlichen Muskelfasern in der Reihenfolge von langsam bis schnell kontrahierend in Typ I, Typ IIA und Typ IID (auch Typ IIX genannt).

Beim Menschen setzt sich jeder Skelettmuskel aus verschiedenen Fasertypen zusammen. Zu welchen Anteilen ein Muskel aus Typ-I- und Typ-II-Fasern besteht, hängt von der Hauptfunktion des Muskels, dem Konstitutionstyp und der Trainingsbelastung bzw. der betriebenen Sportart ab. Die Zusammensetzung kann sich durch Training ändern.

Muskelfaseranpassungen

Der Skelettmuskel verfügt über ein großes Anpassungspotenzial, das für das Krafttraining genutzt werden kann. Die Anpassungen finden auf der Ebene der Muskelfasern bzw. Muskelzellen statt. Die Anpassungsmechanismen und -reaktionen (Adaptionen) sind vielfältig und können eine Änderung des Muskelfasertyps, eine Faserneubildung bzw. Faserteilung, eine Muskelfaserhypertrophie (Verdickung) oder auch einen Faserabbau mit sich bringen. Das heißt, die Struktur, die Dicke oder die Anzahl der Muskelfasern verändert sich. Diese Prozesse werden zwar auch durch Wachstums- und Geschlechtshormone gesteuert, sie sind jedoch insbesondere durch muskuläre Belastung beeinflussbar – und genau das ist die Grundlage für die Trainingsanpassung.

Im Hinblick auf die Trainingsplanung ist vor allem die Frage, welche Arten von Belastungen welche Anpassungsreaktionen auslösen, von Interesse.

Zwar ist es wissenschaftlich noch nicht bis ins Detail geklärt, wie die verschiedenen anpassungsauslösenden Faktoren zusammenwirken; man weiß jedoch, dass zum einen die mechanischen Belastungen der Muskulatur während des Trainings, und zum anderen die in der Muskelzelle bei und nach dem Training stattfindenden Stoffwechselvorgänge entscheidend sind. Man geht davon aus, dass durch beide Belastungsfolgen entsprechende hormonelle Prozesse angeschoben werden, die einen Auf- und Umbau von Muskelzellen (sog. Anabolismus) zur Folge haben. An diesen Vorgängen sind u. a. die insulinähnlichen Wachstumsfaktoren (engl.: *insulin-like growth factors,* IGF) und das Sexualhormon Testosteron beteiligt.

Grundlagenwissen Ernährung

Bau- und Energiestoffwechsel

Der Stoffwechsel (Metabolismus) umfasst die Aufnahme, den Transport und die chemische Umwandlung von Stoffen in einem Organismus sowie die Abgabe von Stoffwechselendprodukten an die Umgebung. Grob unterteilt werden kann der Stoffwechsel in den Baustoffwechsel (Anabolismus) und den Energiestoffwechsel (Katabolismus). Der Anabolismus dient dem Aufbau körpereigener Substanzen, der Katabolismus der Entgiftung und der Energiegewinnung. Um leben zu können, benötigt der Körper Mikro- und Makronährstoffe. Zu den Makronährstoffen gehören Proteine (Eiweiße), Lipide (Fette) und Kohlenhydrate. Diese Stoffe sind die hauptsächlichen Nahrungsbestandteile; gleichzeitig bilden sie das Basismaterial des menschlichen Körpers. Mikronährstoffe sind zur Aufrechterhaltung von Stoffwechselfunktionen nötig, liefern selbst aber keine Energie. Es sind in erster Linie Vitamine (z. B. A, B, C, D, E und K), Mineralstoffe (z. B. Kalzium oder Magnesium) sowie Spurenelemente (z. B. Eisen, Zink und Selen). Obwohl Mikronährstoffe nur in sehr kleinen Mengen benötigt werden, gehören sie zu den essenziellen (lebensnotwendigen) Nahrungsbestandteilen. Ohne sie könnten zahlreiche Körperfunktionen wie Wachstum oder Energieproduktion nicht stattfinden.

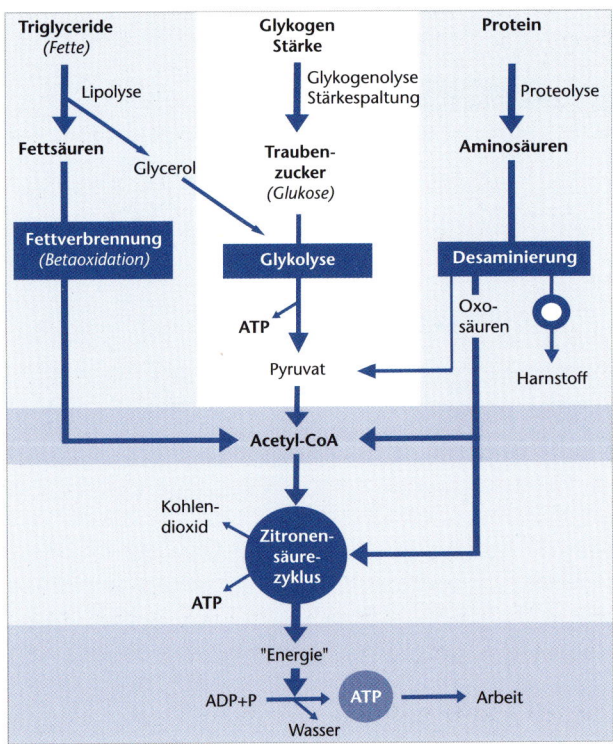

Baustoffwechsel

Der Baustoffwechsel umfasst alle Vorgänge, die mit dem Aufbau von Körpergeweben zusammenhängen. Am deutlichsten tritt seine Bedeutung in der Wachstumsphase von Kindern zutage; in dieser Zeit ist der relative Grundumsatz im Vergleich zum Erwachsenen um 20 bis 30 % erhöht. Doch auch nach der Adoleszenz, wenn das körperliche Wachstum abgeschlossen ist, spielt der Baustoffwechsel eine wichtige Rolle, da unablässig verbrauchte Zellen durch neu gebildete ersetzt werden müssen. Man bezeichnet diesen Vorgang, bei dem abgebautes Gewebseiweiß erneuert wird, als Erhaltungsstoffwechsel.

Abbau der Nährstoffe zu ATP im Rahmen des Energiestoffwechsels

Energiestoffwechsel

Der Muskel benötigt für seine Arbeit Energie, die wir aus der Nahrung beziehen. Im Verdauungstrakt wird die Nahrung in die Grundbestandteile Kohlenhydrate (Zucker), Fette und Proteine (Eiweiß) sowie Vitamine und Mineralstoffe zerlegt. Der letztendlich im Muskel benötigte Energieträger ist das Adenosintriphosphat (ATP), das der Körper aus dem Abbau von Kohlenhydraten, Fetten und Proteinen gewinnt. Für die Muskelarbeit ist eine begrenzte Menge dieses ATP im Muskel gespeichert. Dieser Vorrat reicht aber bei voller Muskelarbeit nur wenige Sekunden aus. Danach muss das ATP aus gespeichertem Kreatinphosphat (KP) neu gebildet werden. Diese Neubildung bezeichnet man als Glykolyse. Wenn dieser Bestand nach einigen weiteren Sekunden (bis zu 20) ebenfalls erschöpft ist, geschieht Folgendes:

1. Die anaerobe Spaltung der gespeicherten Kohlenhydrate (Glukose)

Die im Muskel und in der Leber gespeicherten langkettigen Zuckermoleküle (Glykogen) werden in viele kurze Zuckermoleküle (Glukose) gespalten, die dann zur ATP-Gewinnung abgebaut werden. Dieser Prozess benötigt keinen Sauerstoff, d.h., er verläuft anaerob (griech.: ohne Sauerstoff). Als Abfallprodukt entsteht Laktat (Milchsäure), das der menschliche Körper nur begrenzt verträgt, weshalb diese Form der Energiebereitstellung zeitlich stark limitiert ist. Ab einer Belastungsdauer von etwa zwei Minuten tritt daher der zweite Energiebereitstellungsprozess in Kraft.

2. Der aerobe Abbau (Oxidation) der Nährstoffe

Dabei werden Kohlenhydrate und Fette, die zusammen mit dem benötigten Sauerstoff über die Blutbahnen zum Muskel gelangen, verstoffwechselt. Der Vorgang ist aerob (griech.: mit Sauerstoff), d.h., er verbraucht Sauerstoff. Voraussetzung für diesen Prozess ist, dass über die Blutversorgung ein Nachschub an Sauerstoff geliefert wird. Als Abbauprodukte entstehen Kohlendioxid und Wasser, Laktat fällt nicht an. Bei dieser Art der Energiebereitstellung werden die Fettreserven des Körpers als Energiequelle genutzt. Der Fettabbau setzt nach ca. 20 Minuten ein. Für einen gezielten Fettabbau muss also mindestens 20 Minuten trainiert werden!

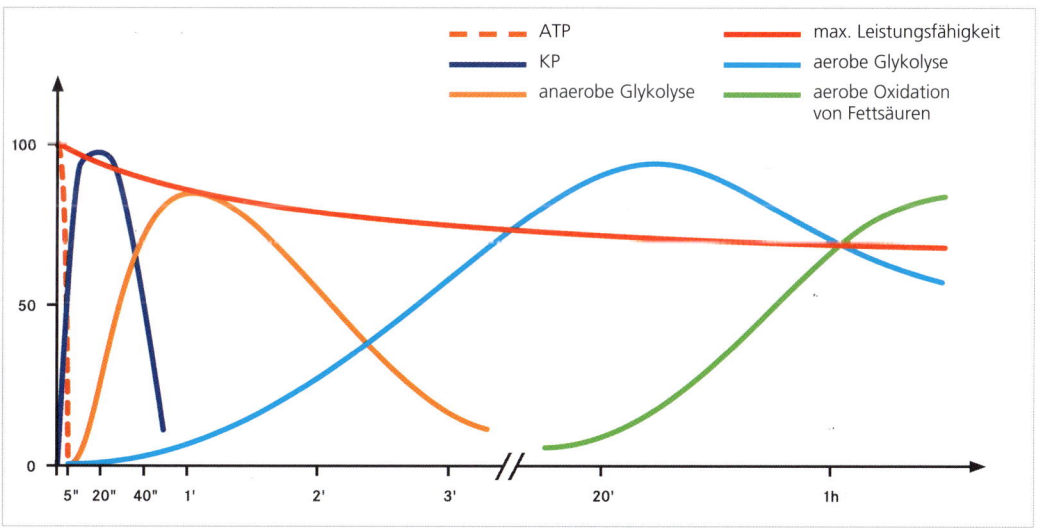

Prozesse der aeroben und anaeroben Energiegewinnung in Abhängigkeit von der Dauer der Belastung ('' = Sekunde; ' = Minuten; h = Stunde)

Kleine Nährstoffkunde

Unter Ernährung (engl.: *nutrition*) versteht man die Aufnahme von organischen und anorganischen Stoffen, die in der Nahrung in fester, flüssiger, gasförmiger oder gelöster Form vorliegen können. Mithilfe dieser Stoffe kann Körpersubstanz aufgebaut oder erneuert und der für alle Lebensvorgänge notwendige Energiebedarf gedeckt werden.

Für die Struktur- und Funktionserhaltung des Körpers ist eine ausreichende Versorgung mit Mikro- und Makronährstoffen unabdingbar. Bei Unter- oder Mangelernährung versucht der Körper auf eingelagerte Reserven zurückzugreifen; bei einem Überangebot werden ggf. Reserven angelegt. Sowohl eine Unter- als auch eine Überversorgung mit Nährstoffen kann zu Problemen führen. Phasen des Wachstums, körperliche Belastungen sowie Erkrankungen stellen besondere Anforderungen an die Versorgung. Daher gilt es zwischen einer guten und sinnvollen Grundversorgung und einer Diät, d. h. einer Ernährung mit spezieller Zielsetzung, zu unterscheiden. Nach derzeit vorherrschender Lehrmeinung sollte die Nahrung aus einem Mix mit 55 bis 60 % Kohlenhydraten, weniger als 35 % Fett und 10 bis 15 % Proteinen bestehen.

Kohlenhydrate

Kohlenhydrate sind der wichtigste Energieträger. Als Stoffklasse sind Kohlenhydrate ein Sammelbegriff für Zucker und Stärken. Sie kommen als Einfach- und Mehrfachzucker vor. Alle Kohlenhydrate müssen in Einfachzucker zerlegt werden, damit sie als Brennstoff verwendet werden können. Kohlenhydrate sind im Gegensatz zu Fetten relativ schnell verwertbar, da sie auch anaerob Energie liefern können.
Der wichtigste Kohlenhydratbaustein im Energiehaushalt des Körpers ist die Glukose. Jede Körperzelle kann Glukose durch die Zellmembran aufnehmen bzw. wieder abgeben. In den Zellen der verschiedenen Organe wird dann durch Verstoffwechselung die chemische Energie für Muskelarbeit, anabole Prozesse (den Aufbau von Körpersubstanz) oder für die Gehirnaktivität zur Verfügung gestellt. Gespeichert wird Glukose in Form von Glukoseketten als Glykogen.

Die fortwährend notwendige Energieversorgung des Körpers (der sog. Grundumsatz) wird im Wesentlichen über die im Blut gelöste Glukose gewährleistet. Ihre Konzentration im Blut, der sog. Blutzuckerspiegel, wird in engen Grenzen gehalten. Bei der Verdauung wird die Glukose im Dünndarm als Einfachzucker aus dem Nahrungsbrei aufgenommen und ins Blut abgegeben. Nach der Nahrungsaufnahme steigt der Blutzuckerspiegel daher an. Um den Blutzuckerspiegel auf einem normalen Wert zu halten, muss die aufgenommene Glukose zwischengespeichert werden. Dieser Prozess wird über das Peptidhormon Insulin gesteuert und reguliert. Es ermöglicht dem Muskel- und Lebergewebe, verstärkt Glukose aus dem Blut aufzunehmen und zu Glykogen zu verketten.

Die Geschwindigkeit, mit der die Aufnahme (Resorption) der Glukose aus der Nahrung abläuft, ist abhängig von der Zusammensetzung der Nahrung. Zuerst muss die Glukose, die in der Nahrung meist in Form von Glukoseketten vorliegt, im Verdauungstrakt aufgespalten werden, was je nach Länge der Ketten unterschiedlich schnell geschieht. Bei stärkehaltigen Nahrungsmitteln (z. B. Brot oder Kartoffeln) zerlegen die Verdauungsenzyme die Glukosekette der Stärke zunächst in Teile und schließlich in einzelne Glukosemoleküle, die nach und nach in den Blutkreislauf übergehen. Es vergeht eine gewisse Zeit, bis die Stärke vollständig zerlegt ist und die Glukosebausteine ins Blut aufgenommen werden können. Der Blutzucker steigt daher in diesem Fall eher langsam an.

Fette

Die Bezeichnungen Fette bzw. Lipide sind Sammelbezeichnungen für eine Klasse von wasserunlöslichen Nährstoffen. Im Körper kommen Fette als Triglyceride, Fettsäuren, Phospholipide und Steroide (z. B. Cholesterin) vor. Sie dienen hauptsächlich als Strukturkomponenten in Zellmembranen, als Energiespeicher und als Signalmoleküle. Fette sind unverzichtbare Bestandteile der Nahrung, denn sie liefern bestimmte mehrfach ungesättigte Fettsäuren, die der Körper benötigt, aber nicht selbst herstellen kann; darüber hinaus enthalten Fette fettlösliche Vitamine (z. B. Vitamin E) und Provitamine. Diese Vitamine kann der Körper nur zusammen mit Fett aufnehmen.

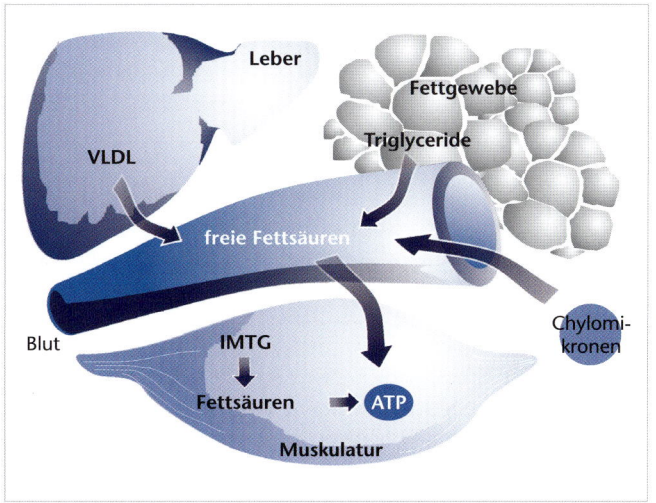

Der Fettstoffwechsel (Abb. aus Prinzhausen, Jan: „Das Prinzhausen-Prinzip". KVM Verlag Marburg, 2009)

Proteine

Proteine oder Eiweiße sind aus Aminosäuren aufgebaute Makromoleküle. Proteine gehören zu den Grundbausteinen aller Zellen.

Damit der Körper Proteine für sich nutzbar machen kann, müssen sie in Aminosäuren zerlegt werden. Auf neun Aminosäuren (von 21, die insgesamt benötigt werden) ist der menschliche Organismus besonders angewiesen – sie sind essenziell, d. h., der Körper kann sie nicht selbst herstellen.

Die empfohlene Proteinzufuhr beträgt 0,8 Gramm pro Kilogramm Körpermasse (g/kg KM) für normal belastete Erwachsene, 1,2 bis 1,6 g/kg KM für Ausdauersportler und 1,6 bis 1,7 g/kg KM für Kraftsportler. Im Magen-Darm-Trakt werden die langen Aminosäurenketten unter Mithilfe verschiedenster körpereigener Stoffe (Enzyme) in kürzere Ketten zerlegt, bevor sie als Aminosäurenzweier- oder -dreierketten ins Blut gelangen und zu verschiedenen Geweben transportiert werden können.

Neben der körperlichen Aktivität – in Abhängigkeit vom Typ, der Intensität und der Dauer der Belastung – und der Proteinqualität können auch eine zu geringe Zufuhr an Kalorien und Kohlenhydraten, schwere Infektionen, Operationen, Verbrennungen, das Alter und das Geschlecht den individuellen Proteinbedarf beeinflussen.

Vitamine

Vitamine sind organische Verbindungen, die dem Organismus nicht als Energieträger dienen, die er jedoch zum Überleben benötigt. Vitamine sind essenziell, d. h., der Körper kann sie in der Regel nicht selbst herstellen; sie müssen von außen zugeführt werden. Einige Vitamine generiert der Körper aus Provitaminen, Vitaminvorstufen, die ebenfalls über die Nahrung aufgenommen werden. Man unterteilt Vitamine in fettlösliche (lipophile) und wasserlösliche (hydrophile) Vitamine.

Mineralstoffe

Mineralstoffe sind anorganische Nährstoffe, die der Organismus nicht selbst herstellen kann; sie müssen mit der Nahrung aufgenommen werden. Mineralstoffe werden für zahlreiche physiologische Prozesse benötigt, etwa für die Muskelkontraktion, den Sauerstofftransport oder den Knochenaufbau. Mineralstoffe, die der Körper in relativ hohen Konzentrationen benötigt, bezeichnet man als Mengen- oder Makroelemente. Spuren- oder Mikroelemente sind Mineralstoffe, die nur in kleinen Mengen zugeführt werden müssen. In Wasser zerfallen viele Mineralstoffe in geladene Teilchen (sog. Ionen); diese bezeichnet man als Elektrolyte. Da der menschliche Körper hauptsächlich aus dem Lösungsmittel Wasser besteht, kommen die Mineralstoffe dort als Elektrolyte vor. Der Elektrolythaushalt ist entscheidend für die Flüssigkeitsverteilung im Körper (→ Kap. Wasser).

Wasser

Der menschliche Körper besteht zu etwa 60 % (im Säuglingsalter zu rund 70 %) aus Wasser. Wasser ist als Transport- und Lösungsmittel für alle Stoffwechselprozesse notwendig, und es ist der wichtigste Grundbestandteil unserer täglichen Ernährung. Der Mensch kann über Wochen ohne feste Nahrung auskommen, aber nur wenige Tage ohne Wasser. Der Organismus ist sehr empfindlich in Bezug auf seinen Wasserhaushalt; bereits ein Wasserverlust in Höhe von 2 % des Körpergewichts vermindert die Leistungsfähigkeit.

Wasser wird bei biochemischen Reaktionen im Zellinneren und für die Entgiftungsfunktion der Nieren benötigt. Auch für die Regulation der Körpertemperatur ist es erforderlich. Unser Körper verliert im Normalfall täglich zwischen 1,8 und 2,3 Liter Wasser, abhängig von den klimatischen Bedingungen oder der Belastung auch mehr. Das meiste Wasser (60 %) gibt er über den Urin ab, ein weiterer großer Teil (30 %) geht über Atmung und Schweiß verloren. Dieser Verlust muss mindestens zur Hälfte durch Getränke ausgeglichen werden; etwa einen Liter nehmen wir zusätzlich über die Ernährung auf. Der Wasserhaushalt steht in direkter Verbindung mit dem Elektrolythaushalt, also der Aufnahme, Verteilung und Ausscheidung von Mineralstoffen in unserem Körper. Wasser ist darüber hinaus Lieferant für Mineralstoffe wie Natrium, Kalium, Calcium und Magnesium.

Prinzipien guter und sinnvoller Sporternährung

Zum Thema Ernährung gibt es eine Vielzahl von Positionen. In der Ernährungsberatung finden häufig Ernährungspyramiden Einsatz, in denen auf der Basis von Energieumsatz und Tagesbedarf Empfehlungen für die Zusammenstellung des Speiseplans gegeben werden.
Für die Sporternährung gelten grundsätzlich dieselben Prinzipien wie für eine normale, ausgewogene Ernährung. Gegebenenfalls muss der Ernährungsplan entsprechend des Trainingsziels und der Belastungsart modifiziert und ergänzt werden, um dem erhöhten Bedarf Rechnung zu tragen.

Die wesentlichen Ziele der Sporternährung sind die Verbesserung der Trainingsleistungen und die Unterstützung der Regeneration nach der Belastung. Die Ernährung sollte in Hinblick auf das Energievolumen und die Energiezusammensetzung (kurz- und langkettige Kohlenhydrate, Fette, Eiweiß), den Gehalt an Vitaminen und Mineralstoffen, die Flüssigkeitsbilanz und den Ballaststoffanteil individuell auf den aktuellen Bedarf des jeweiligen Sportlers abgestimmt sein. Dabei sind neben Alter und Geschlecht die Art des Trainings und die Trainingsphase (Aufbau-, Definitions- oder Regenerationsphase; → S. 39f.) zu berücksichtigen.

Als Basis für eine ausgeglichene Ernährung wird für eine nicht schwer arbeitende und normal trainierende Person folgendende Nahrungszusammensetzung empfohlen: vier Gramm Kohlenhydrate, je ein Gramm Protein und Fett sowie 0,4 Gramm Nahrungsfasern (Ballaststoffe) pro Kilogramm Körpergewicht. In Perioden erhöhter Trainingsanforderungen kann der Kraftsportler einen Bedarf von bis zu zwei Gramm Protein pro Kilogramm Körpergewicht haben.

Am Beispiel einer 75 Kilogramm schweren Person sind das:

- 300 g Kohlenhydrate
- 75 bis 150 g Proteine
- 75 g Fett
- 30 g Ballaststoffe

Proteinhaltige Zusatzpräparate sind meist überflüssig, da bei normaler Ernährung die Proteinversorgung durch die Nahrung gesichert ist.

Viel wichtiger ist eine ausreichende Vitamin- und Mineralstoffversorgung. Bei erhöhter Trainingsaktivität kann es zu einem stark erhöhten Bedarf an Vitaminen und Mineralstoffen kommen. Der Vitaminverbrauch erklärt sich aus der erhöhten Stoffwechselaktivität; die Mineralstoffe werden zur Muskelkontraktion benötigt und durch Schwitzen vermehrt ausgeschieden. Durch eine gesunde und ausgewogene Ernährung, die viel frisches Obst und Gemüse enthält, kann jedoch selbst ein erhöhter Vitamin- und Mineralstoffbedarf gedeckt werden. Auch hier kann auf teure Zusatzpräparate verzichtet werden.
Trainiert werden sollte weder hungrig noch mit vollem Bauch. Man sollte vorher nicht zu viel und vor allem keine schwer verdaulichen Nahrungsmittel wie Fleisch essen.
Schon vor dem Training ist auf eine ausreichende Flüssigkeitszufuhr zu achten. Der Richtwert liegt bei mindestens 1,5 Litern pro Tag. Während des Trainings sollte bis zu einem Liter pro Stunde getrunken werden, dabei aber nicht mehr als ein viertel Liter pro Portion. Als Getränke eignen sich beispielsweise Wasser, Apfelsaftschorle oder andere schwach gezuckerte, alkoholfreie Getränke. Isotonische Sportdrinks sind häufig überzuckert und weniger empfehlenswert. Bier, Kaffee und alkoholische Getränke wirken entwässernd (diuretisch) und sind daher nicht geeignet.

Diäten und Ernährungsprogramme

Das Wort »Diät« ist vom griechischen *díaita* abgeleitet und bedeutet, sich auf eine gewisse Art und Weise zu ernähren. Die Diät wurde neben der Chirurgie und der Gabe von Arzneien bereits in der klassischen und mittelalterlichen Medizin als die dritte Säule der Therapie von Krankheiten eingesetzt. Im heutigen Sprachgebrauch wird der Begriff »Diät« häufig in engerem Sinne für eine spezielle Ernährung mit dem Ziel einer Gewichtsreduktion verwendet. Dabei wird allerdings vergessen, dass Diäten alle Ernährungsformen umfassen, bei denen über einen gewissen Zeitraum oder dauerhaft Menge und Zusammensetzung der Nahrung bestimmten Regeln unterworfen werden. Diäten werden neben der im Zusammenhang mit dem Krafttraining interessanten Gewichtsregulation (zur Zu- oder Abnahme) auch zur Vermeidung von Unverträglichkeiten sowie im Rahmen der Behandlung von Krankheiten eingesetzt.
Alle Diätformen basieren auf einer Veränderung des relativen Anteils eines Nahrungsbestandteils, d.h. auf einer verminderten oder vermehrten Zufuhr von Kohlenhydraten, Fetten, Eiweißen etc.,

oder auf einer Verringerung bzw. Erhöhung der aufgenommenen Energiemenge (Kalorien/kcal oder Joule/kJ).

Bei Diäten kommt der Flüssigkeitsaufnahme stets eine wichtige Rolle zu, denn neben der notwendigen Wasserzufuhr liefern Getränke auch Kohlenhydrate, Mineralstoffe und Vitamine.

Gewichtsreduktionsdiäten

Reduktionsdiäten nennt man alle Diäten, deren Ziel eine Gewichtsabnahme ist. Es gibt unzählige unterschiedliche Konzepte für Reduktionsdiäten; die bekanntesten sind Low-Carb- und Low-Fat-Diäten, Trennkost und glykämische Diätformen.

Low-Carb- und Low-Fat-Diäten können wie alle Diätformen, deren Prinzip in der starken Beschränkung wichtiger Nahrungsbestandteile besteht, auf Dauer zu Mangelerscheinungen führen; dennoch sind sie, über einen begrenzten Zeitraum eingesetzt, effektive Methoden, um das Körpergewicht zu reduzieren.

Low-Carb-Diät

Low-Carb-Diäten arbeiten mit einer starken Drosselung der Kohlenhydratzufuhr (*low carb* = engl.: wenig Kohlenhydrate). Durch den Mangel an Kohlenhydraten wird der Organismus gezwungen, seine eigenen Fettreserven abzubauen, was zu der gewünschten Gewichtsreduktion führt.

Der Prozess läuft folgendermaßen ab: Der primäre Energieträger für den Zellstoffwechsel ist die Glukose. Dieser Einfachzucker besteht aus kurzen Kohlenstoffketten und kann in Form von Milchzucker (Laktose) oder Fruchtzucker (Fructose) entweder direkt mit der Nahrung aufgenommen werden, oder er muss aus den längerkettigen Kohlenhydraten über das Verdauungssystem hergestellt werden. Werden nun nicht ausreichend Kohlenhydrate, wie sie etwa in Brot oder Kartoffeln vorkommen, mit der Nahrung aufgenommen, um genügend Glukose zu bilden, dann greift der Stoffwechsel auf andere Energieträger zurück. Hier kommen die im Fettgewebe eingelagerten Fettsäuren ins Spiel. Diese können jedoch nicht unmittelbar in der Muskelzelle verstoffwechselt werden, sondern werden zuvor in der Leber in sog. Ketone umgewandelt, aus denen in den Körperzellen wiederum Glukose hergestellt werden kann. D. h., der Körper greift seine eigenen Fettreserven an, um die Energieversorgung aufrechtzuerhalten.

Geregelt wird der gesamte Vorgang über die Hormone Insulin und Glukagon. Insulin senkt den Blutzuckerspiegel, indem es dem Zellstoffwechsel signalisiert, Glukose einzuspeichern oder zu verbrauchen, wohingegen Glukagon den Blutzuckerspiegel erhöht, indem es veranlasst, dass die Energiespeicher in Leber und Fettgewebe geleert werden. Bei einem Kohlenhydratmangel sinkt der Blutzuckerspiegel und somit auch der Insulinspiegel, gleichzeitig wird vermehrt das Hormon Glukagon ausgeschüttet, und der Stoffwechsel greift auf Körpersubstanz zurück (Katabolismus).

Auf diesem Prinzip des Substanzabbaus basieren alle Low-Carb-Methoden; im Detail weichen sie allerdings teilweise stark voneinander ab. So verzichtet etwa die Atkins-Diät fast vollständig auf Nahrungsmittel mit Kohlenhydraten und limitiert die Zufuhr auf 70 bis 100 Gramm pro Tag. Die Atkins-Diät empfiehlt, die Ernährung großteils aus Fleisch, Fisch und Eiern zu bestreiten. Sie kann, auf Dauer angewendet, zu Mangelerscheinungen führen, deshalb empfehlen ihre Befürworter Nahrungsergänzungsmittel, um Defiziten vorzubeugen.

Die Logi-Methode (= Low Glycemic Index oder Low Glycemic and Insulinemic Diet) klassifiziert Nahrungsmittel und die darin enthaltenen Kohlenhydrate nach ihrem Einfluss auf den Blutzuckerspiegel. Als Maß für diese Wirkung verwendet man den glykämischen Index (GI). Er gibt an, wie schnell und wie stark der Blutzuckerspiegel nach der Aufnahme einer definierten Menge von Kohlenhydraten ansteigt. Bei der Logi-Methode geht es darum, bevorzugt Nahrungsmittel mit einem niedrigen glykämischen Index zu verzehren.

Ein verfeinertes Verfahren ist die Verwendung der glykämischen Last (GL) als Index; dabei wird neben dem Anstieg des Blutzuckerspiegels der relative Kohlenhydratgehalt des Nahrungsmittels berücksichtigt. Zur Berechnung wird der glykämische Index mit der Kohlenhydratmenge multipliziert und durch die Nahrungsmenge dividiert. Wie beim glykämischen Index gelten Nahrungsmittel mit einer niedrigen glykämischen Last als empfehlenswert. Bei der Logi-Diät stehen vermehrt Gemüse, Obst, mageres Fleisch, Eier, Milchprodukte, Hülsenfrüchte sowie Öle mit einem hohen Anteil an Omega-3-Fettsäuren auf dem Speiseplan. Bestimmte kohlenhydrathaltige Nahrungsmittel sind in Maßen, vor allem in Form von Vollkornprodukten, erlaubt.

Low-Fat-Diät

Fette sind ebenso wichtige und notwendige Nahrungsbestandteile wie Proteine und Kohlenhydrate. Fette dienen nicht nur als Energielieferanten, sondern auch als Lösungsmittel für lebensnotwendige Vitamine und als Bausteine der Zellen.

Bei Low-Fat-Diäten wird der Fettanteil in der Nahrung begrenzt. Dies führt in Verbindung mit einer gleichzeitig reduzierten Kohlenhydrataufnahme zu einer negativen Energiebilanz, was über eine Stoffwechselumstellung (→ Kap. Low-Carb-Diät) einen Abbau von Körperfett zur Folge haben kann. Allerdings besteht, wenn nicht auf die Qualität der aufgenommenen Fette geachtet wird und es zu einer Unterversorgung mit essenziellen Fettsäuren – also solchen, die der Körper nicht selbst herstellen kann – kommt, die Gefahr einer Gesundheitsbeeinträchtigung. Dieser kann durch die sorgsame Auswahl der aufgenommenen Fette oder durch Nahrungsergänzungsmittel vorgebeugt werden. Das Augenmerk sollte darauf liegen, dem Körper ausreichend einfach oder mehrfach ungesättigte Fettsäuren zuzuführen; sie sind reaktionsfreudiger und daher für den Körper besser verwertbar als gesättigte Fettsäuren, die entweder bei körperlichen Aktivitäten verbrannt oder in die Fettdepots eingespeichert werden.

Diäten zum Masseaufbau

Hinter dem Begriff »Masseaufbau« verbirgt sich zunächst nur eine Zunahme des Körpergewichtes, was aber nichts über die Qualität dieser zusätzlichen Körpersubstanz aussagt. Eine Erhöhung des Körpergewichtes kann neben einem echten Eiweißaufbau auch durch ein Aufquellen von Fettgewebe, durch Wassereinlagerungen, Glykogeneinspeicherungen und durch die Zunahme von Knochendichte und -masse erreicht werden. Im Muskelaufbautraining ist man allerdings in aller Regel daran interessiert, einen möglichst großen Zuwachs an fettfreier Masse zu erzielen. Geht es darum, Masse und Gewicht aufzubauen, ohne das Fettgewebe zu füllen, dann kann über die Ernährung zum einen der Proteinanabolismus unterstützt werden, zum anderen können Muskelgewicht und -volumen durch die verstärkte Einspeicherung von Wasser und Glykogen erhöht werden.

Ernährung

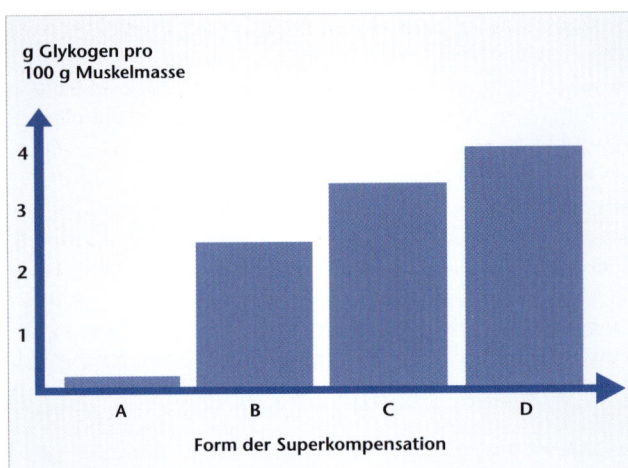

g Glykogen pro 100 g Muskelmasse

Form der Superkompensation

Ernährung und Superkompensation. Glykogengehalt der Muskulatur bei kohlenhydratreduzierter Ernährung (A), bei gezielt hoher Kohlenhydratzufuhr im Anschluss an herkömmliche Mischkost (B), an ein Glykogenspeicher entleerendes Training (C), an ein Glykogenspeicher entleerendes Training und einige Tage kohlenhydratreduzierte Ernährung (D).

Ladediät

Beim kurzfristigen Aufbau von Muskulatur spielen die Kohlenhydrate eine besondere Rolle, denn sie werden bei ausreichender Bereitstellung in den Muskeln als Glykogen gespeichert. Das eingelagerte Glykogen kann wiederum Wasser binden. Das ergibt folgende Bilanz: Pro 100 Gramm Muskelsubstanz können je nach Ernährungsweise 2,6 bis 3,2 Gramm Kohlenhydrate als Glykogen eingespeichert werden. Jedes Gramm Glykogen vermag in der Muskelzelle seinerseits etwa drei Gramm Wasser zu binden. Entsprechend bestehen in der Aufbauphase die ersten zwei bis fünf Kilogramm mehr auf der Waage primär aus Flüssigkeit und eingelagertem Glykogen. Diese Zunahme ist allerdings stark vom Ausgangsgewicht und der bereits vorhandenen Muskelmasse abhängig.

Bringt man also den Muskel durch die Ernährung dazu, mehr Glykogen einzuspeichern, wird mehr Wasser gebunden, und die Muskelfasern und damit der Muskel nimmt an Volumen zu. Dies bezeichnet man als Muskelhypertrophie. Neben der Glykogensättigung kann man diesen Effekt durch die Einnahme von Kreatinmonohydrat oder durch Zuführen der nicht essenziellen Aminosäure L-Glutamin steigern. Beide lagern sich in der Muskelzelle bis zur Sättigung ein und binden Wasser. Die vermehrte Ansammlung von Wasser, Glykogen und Kreatin ist quasi Bestandteil des Muskelaufbaus. Als positiver Nebeneffekt kann man härter und länger trainieren und sowohl Muskeltonus als auch Muskelkraft steigen.

Man geht heute davon aus, dass der Eiweißaufbau der Muskelzelle effizienter funktioniert, wenn diese optimal mit Wasser versorgt ist. Das Zellvolumen gilt als Mitauslöser für einen verstärkten Proteinstoffwechsel. Somit kann eine Ladediät in Verbindung mit hartem Training und ausreichender Kalorien- und Proteinzufuhr die Voraussetzungen für den gewünschten Aufbau von Muskelproteinen verbessern. Für die Praxis heißt das, dass dem eigentlichen Aufbau von Muskelproteinen optimalerweise eine Phase vorangeht, in der die Muskeln über ca. zwei bis sieben Tage mithilfe von reichlich Kohlenhydraten und Kalorien maximal mit Wasser und Glykogen aufgeladen werden.

Aufbaudiät

Für den längerfristigen Aufbau von Muskulatur gilt es, die anabolen Prozesse durch die Ernährung zu unterstützen. Beim Muskelaufbau ist das Hormon Insulin ein wichtiges Schlüsselhormon; neben der Glukoseverwertung und -einspeicherung aktivierte es die Proteinsynthese – also die Bildung von körpereigenem Eiweiß – und unterstützt damit den Muskelaufbau. Der Insulinspiegel wird in erster Linie über die Zufuhr von leicht aufnehmbaren (resorbierbaren) Kohlenhydraten erhöht. So kann der Muskelaufbau direkt nach dem Training über den Verzehr von Kohlenhydraten unterstützt werden. Als Leitlinie für die spezifische Diät in der Aufbauphase gilt das Motto: Viel Eiweiß, viele Kohlenhydrate, wenig Fett. Ein Klassiker ist die Kombination von Putenfleisch und Reis. Die traditionelle

Aufbauernährung repräsentiert im Wesentlichen die im Kapitel Nährstoffkunde vorgestellte Nährstoffverteilung (→ S. 22ff.).

Der Speiseplan während einer Aufbaudiät sollte sich zu 50 bis 60 % aus Kohlenhydratlieferanten wie Kartoffeln, Reis, Nudeln, Brot, Gemüse und Obst, zu 10 bis 20 % aus Eiweißlieferanten wie Fleisch, Fisch, Eiern, Milchprodukten und Hülsenfrüchten sowie zu 25 bis 30 % aus Fetten zusammensetzen, wobei das Fett größtenteils als verstecktes Fett in den verzehrten Lebensmitteln enthalten ist. Aktuelle Ratgeber empfehlen, abweichend von diesem traditionellen Konzept, sogar noch mehr Protein, dafür aber weniger Fett (maximal 20 % der täglichen Kalorien) aufzunehmen. Die Nahrungsaufnahme wird, um das Verdauungssystem zu entlasten, auf viele kleinere Mahlzeiten (mindestens vier bis sechs) verteilt, und es sollte reichlich getrunken werden.

Führt die Strategie der kohlenhydratbetonten, fettreduzierten Ernährung nicht zum gewünschten Erfolg beim Muskelaufbau, könnte die Lösung in einer Erhöhung des Fettanteils in der Nahrung liegen. D.h., es werden nach wie vor reichlich Kohlenhydrate und Proteine gegessen, zusätzlich wird aber auch mehr Fett verzehrt. Diese zusätzliche Fettzufuhr sollte in Form von hochwertigen Speiseölen (z. B. Raps- oder Olivenöl) oder fettreichem Seefisch erfolgen.

Supplemente

Supplemente bzw. Nahrungsergänzungsmittel sind Produkte im Grenzbereich zwischen Arzneimitteln und Lebensmitteln, die der erhöhten Versorgung des menschlichen Stoffwechsels mit bestimmten Nähr- oder Wirkstoffen dienen; sie fallen, sofern sie frei verkäuflich sind, unter das Lebensmittelrecht. Am Markt gibt es mittlerweile eine Vielzahl von Supplementen, die nur eines gemein haben, nämlich das Herstellerversprechen, die sportliche Leistungsfähigkeit, den Muskelaufbau und den Fettabbau zu fördern. Man kann jedoch davon ausgehen, dass diejenigen Stoffe, die tatsächlich einen so drastischen Leistungszuwachs ermöglichen, wie die Anbieter von Supplementen behaupten, nicht frei verkäuflich sind, weil es sich um Arzneimittel handelt, die im Sport als Doping gelten.

Proteine

Im Fokus der Sporternährung stehen Eiweiße deshalb, weil der erhöhte Spiegel von Aminosäuren im Blut den Proteinaufbau in den Muskelzellen erhöhen und in geringerem Umfang auch den zellulären Eiweißabbau reduzieren kann. Dieser Aspekt ist besonders in den Phasen des Muskelmassenaufbaus oder in der Regenerationsphase nach hohen Belastungen von Interesse.

Dennoch ist der Nutzen einer zusätzlichen Supplementierung von Eiweißen umstritten, weil eine falsche und zu hohe Dosierung unerwünschte Nebenwirkungen mit sich bringen kann. Überschüssiges Eiweiß belastet den Organismus, da es über die Nieren abgebaut und wieder ausgeschieden werden muss. Nahrungsergänzungsmittel enthalten häufig aus der Milch stammende Eiweiße. Dabei wird zwischen den Käseeiweißen (Kaseine) und den aus der Molke gewonnenen Molkenproteinen – auch Whey-Protein genannt (von *whey* = engl.: Molke) – unterschieden. Neben diesen sind auch Präparate auf dem Markt, die ausschließlich aus Kartoffel-, Ei-, Soja-, Lupinen- oder Fleischprotein bestehen oder aus Gemischen dieser Einzelproteine hergestellt sind. Andere Proteinprodukte, deren lange Eiweißketten durch sog. Hydrolyse in kürzere Ketten zerteilt und auf diese Weise quasi »vorverdaut« wurden, werden als Hydrolysate bezeichnet.

Nach heutigem Kenntnisstand können Proteingemische (z.B. Kasein-Molkenprotein-Gemische) in der Größenordnung von etwa 12 bis 15 Gramm (entspricht ca. 6 Gramm essenziellen Aminosäuren) möglichst direkt vor und nach sehr hohen muskulären Belastungen in Verbindung mit etwa 35 bis

45 Gramm Kohlenhydraten die Proteinsynthese steigern. Da bei der Einnahme der vorgeschlagenen Kohlenhydrat-Protein-Mixturen unmittelbar vor sehr hohen muskulären Belastungen mit Verträglichkeitsproblemen zu rechnen ist, sollten derartige Mixturen ein bis zwei Stunden vor Belastung eingenommen werden.

Allerdings muss unbedingt darauf geachtet werden, dass die Gesamtproteinzufuhr (also die Summe der Eiweiße aus Basisernährung und Supplementation) zwei Gramm Eiweiß pro Kilogramm Körpergewicht nicht übersteigt. Zu beachten ist, dass bei einer normalen, ausgewogenen Ernährung bei ausreichender Energiezufuhr allein über die Basisernährung bereits Proteinmengen von 1,5 Gramm und mehr pro Kilogramm Körpermasse aufgenommen werden.

Kohlenhydrate

Kohlenhydrate sind die wichtigsten Energielieferanten des menschlichen Körpers. Zur Unterstützung des Trainings werden sie häufig trainingsbegleitend oder -vorbereitend supplementiert. Neben Riegeln und Gels geschieht dies meist in Form von Sportgetränken. Letztere optimieren nicht nur die Kohlenhydrataufnahme und -verbrennung, sondern stellen auch die Flüssigkeitsversorgung sicher. Verschiedene Studien berichten von leistungsoptimierenden Auswirkungen der Nahrungsergänzung mit Sportgetränken. Die Getränke bestehen je nach Bedarf aus verschiedenen Kombinationen von hoch dosierten und in Wasser gelösten Zuckern (Traubenzuckern, Fruchtzuckern, Stärke), Mineralstoffen und Vitaminen. Sie werden je nach Zusammensetzung als Kohlenhydrat-Elektrolyt-, isotonische oder hypotonische Getränke bezeichnet. Häufig ist auch Taurin oder Koffein zugefügt. Ihr wesentlicher Vorteil gegenüber normalen Süß- und Fruchtgetränken mit einer höheren Konzentration an gelösten Teilchen (hypertrophe Konzentrationslösung) besteht darin, dass sie eine niedrigere (hypotone) oder die gleiche (isotone) Konzentration an gelösten Teilchen wie das Blut aufweisen. Daher haben sie eine kürzere Verweildauer im Magen und können vom Körper schneller und in größerer Menge aufgenommen werden.

Neben dem physiologischen haben die Präparate auch einen psychologischen Nutzen: Vielfach wirkt allein schon der Glaube an ihre Effizienz motivierend und leistungssteigernd.

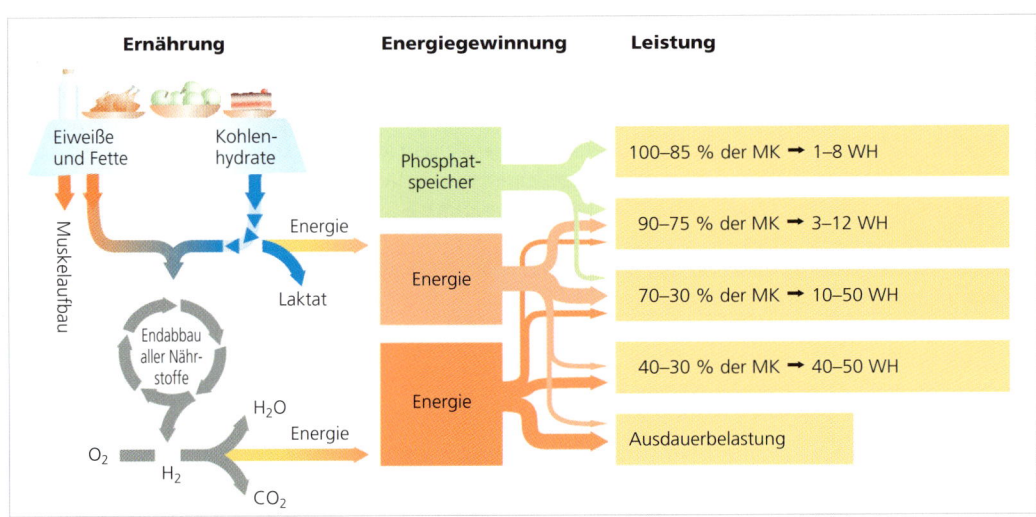

Kohlenhydrate im Energiestoffwechsel (MK = Maximalkraft; WH = Wiederholungen)

Kreatin

Kreatin ist eine in der Leber, der Niere und der Bauchspeicheldrüse aus den Aminosäuren Glycin, Arginin und Methionin synthetisierte Stickstoffverbindung. Kreatin wird bei der Resynthese des primären Energieträgers ATP an erster Stelle genutzt (→ Kap. Energiestoffwechsel, S. 21). Fisch und Fleisch haben pro 100 Gramm etwa einen Gehalt von 0,5 Gramm Kreatin. Das über die Nahrung aufgenommene Kreatin wird im Dünndarm ohne Zerlegung absorbiert und gelangt über die Blutbahn in die Muskulatur, in der etwa 95 % des Gesamtkreatinpools gespeichert werden, sowie in Herz, Hirn und Hoden, bevor es als Kreatinin über die Nieren ausgeschieden wird. Der Tagesbedarf von wenigen Gramm wird je zur Hälfte durch die Nahrungsaufnahme und die körpereigene Synthese gedeckt. Nach einer Regenerationsphase liegen etwa 60 bis 70 % des Kreatins in Form von Kreatinphosphat in den schnellen Muskelfasern (Typ IIb) vor.

Aufgrund dieser Bedeutung des Kreatins für den Energiestoffwechsel und seiner muskelhypertrophen Wirkung (→ Kap. Aufbaudiät, S. 28f.) versucht man seinen Gehalt in der Muskulatur oft durch eine zusätzliche Aufnahme zu maximieren. Eine erhöhte Kreatinzufuhr hat einen – allerdings indirekten, da zeitlich verzögerten – leistungssteigernden Effekt. Sie ermöglicht die Speicherung größerer Mengen von energiereichen Phosphaten während und zwischen kurzzeitigen, hochintensiven repetitiven (sich wiederholenden) Belastungen, wie sie beim Krafttraining vorkommen. Unterstützende Nebeneffekte ergeben sich durch die geringere Bildung von Stoffwechselzwischenprodukten wie Laktat, Hypoxanthin und Ammoniak, die weiter abgebaut bzw. ausgeschieden werden müssen und dadurch den Stoffwechsel zusätzlich belasten würden.
Kreatin kann bei einer länger dauernden Einnahme sowohl eine Zunahme der Muskelmasse als auch einen Muskelkraftzuwachs bewirken. Die Effekte sind auf eine erhöhte Belastungs- und Erholungsfähigkeit beim Training, eine erhöhte Proteinsynthese oder auf einen erhöhten Füllungsgrad der Muskelzelle mit Wasser zurückzuführen. In der Praxis ist nach einer mehrwöchentlichen Kreatineinnahme eine Körpermassenzunahme von bis zu zehn Kilogramm zu beobachten.

Zur Dosierung: Im Allgemeinen wird eine Einnahme unmittelbar nach Trainingsende empfohlen, damit die Aufnahme die natürliche Resynthese unterstützt. Etwa eine Stunde nach der Kreatineinnahme werden die höchsten Kreatinkonzentrationen im Blut gemessen. Bei der für gesunde Menschen empfohlenen Ladedosis mit zwei bis viermal je fünf Gramm Kreatin pro Tag (in der Summe zehn bis maximal 20 Gramm Kreatin pro Tag) während der ersten sieben Tage, gefolgt von einer Erhaltungsdosis von zwei bis vier Gramm Kreatin pro Tag über eine Dauer von drei Monaten und einer anschließenden einmonatigen Pause treten in der Regel keine Nebenwirkungen auf. Ebenso geeignet (und aufgrund der längeren Wirkung auch sinnvoller) ist die dauerhafte Einnahme von zwei bis vier Gramm Kreatin pro Tag über einen längeren Zeitraum ohne Pause. Vorteilhaft ist die Aufteilung auf Einzeldosen; sie soll zu möglichst konstanten, erhöhten Kreatinwerten im Blut führen und die Aufnahme in die Muskelzellen anregen.

Die Kombination mit hochglykämischen Kohlenhydraten verbessert die Aufnahme des Kreatins in die Muskelzellen. Dies ist auf die Insulinausschüttung infolge des Kohlenhydratkonsums zurückzuführen – bei einem hohen Insulinspiegel können alle Nährstoffe besser vom Körper aufgenommen werden. Meist ist das bereits bei den Rezepturen der Supplemente berücksichtigt. Kontraproduktiv kann Koffein wirken. Eine Menge von fünf Milligramm Koffein pro Kilogramm Körpermasse scheint den leistungssteigernden Effekt des Kreatins aufzuheben. Der mit der Supplementation einhergehenden vermehrten Speicherung von Wasser sowie einer reduzierten Verfügbarkeit von Magnesium in den Zellen kann mit einer ausreichenden Flüssigkeits- und Magnesiumzufuhr begegnet werden.

Neben alters- und diätspezifischen Unterschieden ist die Wirkung einer Kreatinsupplementation auch individuell verschieden: Etwa bei 20 % der Menschen wirkt dieses Supplement nicht (sog. Nonresponder). In Einzelfällen wurde von Muskelkrämpfen, Dehydratation und Unverträglichkeitsreaktionen im Magen-Darm-Trakt nach Kreatineinnahme berichtet; es existieren allerdings keine wissenschaftlichen Studien, die diese Nebenwirkungen belegen würden. Bei Nierenfunktionsstörungen hingegen wird von einer Kreatineinnahme generell abgeraten.

Kreatin ist das wirkungsvollste legale Nahrungsergänzungsmittel, das Athleten zur Verbesserung der Leistung bei intensiven Belastungen und zur Erhöhung der Muskelmasse zur Verfügung steht.

Nach Absetzen der Supplemente tendieren die erhöhten Kreatinwerte innerhalb von etwa vier Wochen in Richtung der Ausgangsnormwerte.

Anabolika

Anabolika sind Substanzen, die den Anabolismus, d. h. den Aufbau von organischer Substanz, insbesondere körpereigenem Gewebe, fördern. Stoffe mit anaboler Wirkung steigern auch die Proteinsynthese in den Muskelzellen und sorgen damit für ein Muskeldickenwachstum.

Alle Substanzen, die eine klinisch nachgewiesene anabole Wirkung haben, fallen unter das Arzneimittelgesetz; ihr freier Verkauf ist verboten und ihr Konsum mit massiven Gesundheitsrisiken und häufig mit zunächst nicht absehbaren Spätschäden verbunden. Daher werden Anabolika hier nur der Vollständigkeit halber aufgeführt; von ihrem Einsatz wird dringend abgeraten.

In Bodybuilderkreisen ist die Anwendung von Anabolika trotz alledem weit verbreitet, die damit verbundenen Gefahren werden bewusst oder fahrlässig in Kauf genommen. Die Risiken ergeben sich nicht nur aus der Wirkung und den Nebenwirkungen der Substanzen an sich, sondern resultieren häufig auch aus Verunreinigungen, die bei der Herstellung in illegalen Laboren in die Präparate gelangen. Anwender ignorieren diese – bekannte – Tatsache jedoch meist und bezeichnen die Phasen des »Stoffens« verharmlosend als »Kur«.

Zu den verwendeten Substanzen mit anaboler Wirkung gehören im Wesentlichen drei Stoffklassen: die anabolen Steroide, die Wachstumshormone und die Beta-2-Sympathomimetika.

Anabole Steroide (z. B. Nandrolon, Metandienon, Stanozolol und Metenolon) sind künstlich hergestellte Wirkstoffe, die dem männlichen Sexualhormon Testosteron sehr ähnlich sind. Sie wurden vor und während des Zweiten Weltkriegs entwickelt und dienten ursprünglich dazu, die Leistungsfähigkeit von Soldaten zu steigern bzw. ihre Genesung zu fördern. Nach dem Krieg hat man sie weiterentwickelt und zur Therapie bei bestimmten Erkrankungen eingesetzt. In dieser Zeit wurden sie auch gesunden Athleten zur Leistungssteigerung verabreicht. Heute sind sie das am häufigsten nachgewiesene illegale Dopingmittel sowohl im Kraft- als auch im Ausdauersport.

Anabole Steroide wirken auf zwei Ebenen. Sie regen das Muskeldickenwachstum an und verbessern die Regenerationsfähigkeit durch eine Beschleunigung der Stoffwechselvorgänge enorm – durch Letzteres ermöglichen sie ein häufigeres Training mit weniger Pausen. Dieser Effekt ist der Grund für den Einsatz als Dopingsubstanz.

Im Sport weniger oder gar nicht erwünscht ist die zweite Wirkung: die androgene (vermännlichende), die sich auch durch den Einsatz neuer Wirkstoffe nicht ausschließen lässt. Abgesehen vom Einfluss auf die primären und sekundären Geschlechtsmerkmale – Vermännlichung bei Frauen, Brustwachstum und Hodenatrophie (sog. Schrumpfhoden) bei Männern – ist bei der Anwendung mit verschiedenen schweren Nebenwirkungen wie z. B. Leberschäden zu rechnen. Sichtbare Zeichen für ein Doping mit anabolen Steroiden sind neben starkem Muskelwachstum plötzlich auftretende Akne sowie ein launisches und oft aggressives Verhalten.

Zusätzlich zu den eigentlichen Steroidhormonen werden im Ausland neuerdings auch verschiedene Prohormone (Vorstufenhormone) von Testosteron und Nortestosteron als Nahrungsergänzungsstoffe gehandelt. Diese sind dort zwar frei verkäuflich, ihre Wirkung ist jedoch umstritten.

Wachstumshormone und Wachstumsfaktoren, eine ebenfalls weit verbreitete Variante von Stoffen mit muskelanaboler Wirkung, regulieren im menschlichen Körper ursprünglich das Zell- und Körperwachstum – und damit auch den Aufbau der Muskulatur – und sind daher notwendig für die körperliche Entwicklung von Heranwachsenden. Neben den eigentlichen Wachstumshormonen wie Somatotropin gibt es eine Reihe von anderen Hormonen – z.B. Insulin oder Somatomedin –, die nur mittelbar auf das Zellwachstum wirken. Zu ihnen gehören Stoffe, die in dieser Hinsicht ähnlich wie Insulin arbeiten und von daher auch als *insulin-like growth factors* (IGF) bezeichnet werden. Insbesondere die derzeit in Dopingtests noch nicht nachweisbaren körpereigenen Substanzen Somatotropin und Somatomedin C (IGF-I) werden im Sport häufig unerlaubt zur Leistungssteigerung eingesetzt.

Die Anwendung von Wachstumshormonen ist, ebenso wie der Einsatz von anabolen Steroiden, mit gefährlichen Nebenwirkungen verbunden. Neben Folgen wie Akromegalie (abnormes Wachstum von Füßen, Nasen, Ohren etc.) steigt das Risiko, an Diabetes mellitus und unterschiedlichen Krebsarten (u.a. Leukämie) zu erkranken. Sichtbare Zeichen für ein Doping mit Wachstumshormonen sind im Erwachsenalter noch wachsende Kiefer und Nasen sowie ein sich unter dem »Waschbrett« vorwölbender Bauch.

Die dritte wichtige Klasse von Anabolika, Beta-2-Sympathomimetika (z.B. Clenbuterol) wurde eigentlich als Arznei zur Behandlung asthmatischer Beschwerden entwickelt. Ihre Nebenwirkungen in Bezug auf den Fettstoffwechsel und die Proteinsynthese in den Muskelzellen brachten sie als potenziell leistungsfördernde Substanzen ins Spiel. Die Einnahme von Beta-2-Sympathomimetika geht häufig mit Kopfschmerzen, Muskelzittern bzw. Muskelkrämpfen und massiven Herz-Kreislauf-Problemen einher.

Grundlagenwissen Trainingslehre

Trainingseffekte

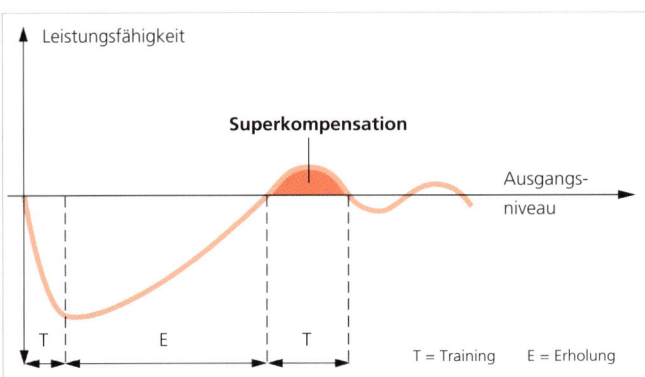

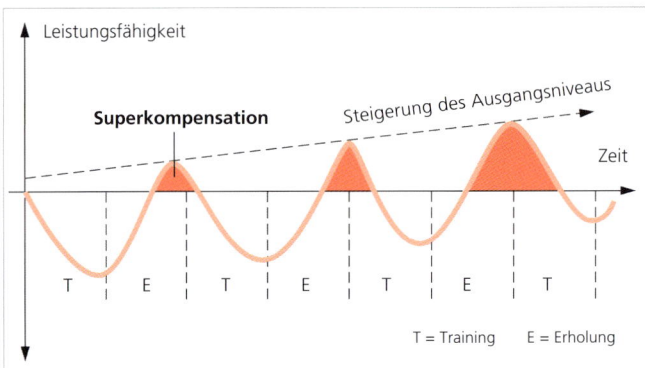

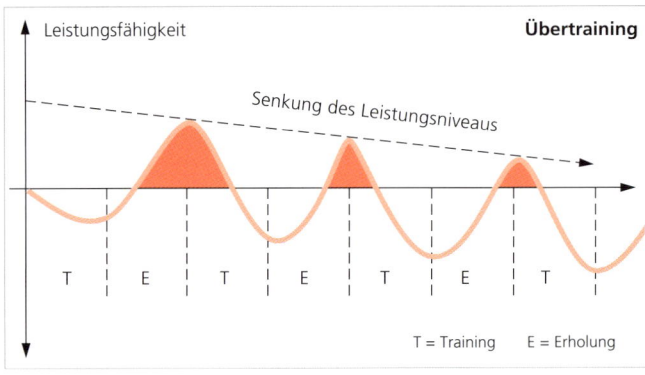

Die Homöostase beschreibt die Vorstellung vom Gleichgewichtszustand biologischer Größen und ist grundlegend für das Verständnis von Training. Homöostase bedeutet, dass sich die Leistungsfähigkeit stets auf einem Niveau bewegt, das sich an den üblicherweise abverlangten Leistungen orientiert. Aus sportlichen Belastungen ergeben sich nach dem der Arbeitsmedizin entliehenen Belastungs-Beanspruchungs-Modell für den Körper physiologische Beanspruchungsfolgen, die das biologische Gleichgewicht – also den »normalen« Funktionszustand des Organismus – so stark stören, dass dieser mit einer Anpassung reagiert. Diese Anpassung nennt man Superkompensation. Sie tritt nach einem ausreichenden Trainingsreiz zeitverzögert auf (nach 24 bis 72 Stunden) und bildet sich wieder zurück, sofern kein neuer Trainingsreiz folgt (→ Abb.).

Ziel jedes Trainings ist es, den biologischen Gleichgewichtszustand so sehr zu stören, dass eine solche Superkompensation – also eine

Abb. oben: Training und Superkompensation

Abb. Mitte: Training als Wechsel von Belastung und Erholung

Abb. unten: Das Leistungsniveau bei Überlastung des Organismus

Anpassung über das Ausgangsniveau hinaus (Trainingsanpassung) – erfolgt. Training bedeutet also im Grunde nichts anderes, als planmäßig einen Anpassungsvorgang zu initiieren.

Die Kehrseite der körperlichen Anpassungsfähigkeit ist, dass die Anpassung der Leistungsfähigkeit in beide Richtungen funktioniert. Wird das System nicht ausreichend belastet, so dekompensiert es – d. h., die Leistungsfähigkeit sinkt. Ein Leistungsrückgang erfolgt allerdings auch, wenn der Organismus regelmäßig überlastet wird, ohne dass ihm Zeit zur Anpassung an die neuen Anforderungen und zur Erholung gegeben wird (sog. Übertraining).

Muskuläre Anpassungen durch Training

Ziel des Kraft- und Muskelaufbautrainings ist es, Muskelkraft und Muskelvolumen zu erhöhen. Wie bereits beschrieben, hängt die Kraftfähigkeit von Muskelgruppen von verschiedenen Parametern ab. Vor allem muss zwischen der grundsätzlichen Kraftfähigkeit eines Muskels und der Kraftfähigkeit bei einer bestimmten Bewegung unterschieden werden, da bei fast allen Bewegungen mehrere Gelenke und an jedem Gelenk wiederum mehrere Muskeln beteiligt sind. Umgekehrt wirkt jede Trainingsbewegung als Reiz auf die beteiligten Muskeln.

Vergleicht man die Muskelkraft mit der Leistung eines Verbrennungsmotors, so gibt es folgende Äquivalenzen: Die technisch erzielbare maximale Leistung eines Motors hängt von seinem Hubraum ab, der bei der Muskulatur dem Muskelquerschnitt entspricht. Ob und inwieweit man dieser Leistungsgrenze nahe kommt, hängt beim Motor von der Bauart, der Steuerung und der Gemischaufbereitung ab. Beim Muskel sind die Äquivalenzen die Muskelqualität, also die Faserstruktur, die intramuskuläre Koordination (Zusammenspiel der motorischen Einheiten innerhalb eines Muskels), die intermuskuläre Koordination (das Zusammenwirken verschiedener Muskeln bei einer Bewegung) und die Bereitstellung des Energieträgers ATP in der Muskelzelle.

Im Folgenden werden die zentralen Effekte, die durch Training im Hinblick auf Muskelkraft und -volumen erzielt werden können, beschrieben.

Auslösung von Hypertrophie (Muskeldickenwachstum)

Die Dicke und damit der Querschnitt eines Muskels sind physiologisch limitierende Faktoren für dessen Kraft. Muskeln, die regelmäßig große Kraftleistungen erbringen müssen (z. B. der Quadrizeps), sind von Natur aus dicker als Muskeln, die weniger stark beansprucht werden (z. B. der Bizeps). Auf die spezifische zusätzliche Belastung im Krafttraining reagiert der Organismus mit einer Erhöhung der Arbeitsfähigkeit, z. B. durch Dickenwachstum (Hypertrophie) des Muskels.

Die Zunahme der Faserdicke, d. h. des Muskelzellvolumens, kann sowohl durch eine Vermehrung der Myofibrillen über die Proteinsynthese als auch durch ein Aufquellen der Muskelzellen durch Einspeichern von Glykogen und Wasser erreicht werden. Eine Hypertrophie tritt besonders bei den schnellen Typ-II-Muskelfasern auf. Auch wenn der Mechanismus der Auslösung von Muskeldickenwachstum wissenschaftlich noch nicht restlos geklärt ist, so liegen doch genügend Erkenntnisse aus der Trainingspraxis und aus wissenschaftlichen Studien vor, um die Bedingungen für einen maximalen Hypertrophiereiz zu beschreiben.

Dafür müssen die folgenden Bedingungen erfüllt sein:

1. Rekrutierung aller motorischen Einheiten und damit aller Fasern des Muskels
2. energetische Ausbelastung des Muskels, d. h. vollständige Entleerung der Energiespeicher im Muskel
3. Gewährleistung einer ausreichend langen maximalen Muskelspannung

Für die Krafttrainingspraxis bedeutet das, dass als notwendige Voraussetzung für ein optimales Muskeldickenwachstum eine Übung so lange wiederholt werden muss, bis keine Wiederholung mehr durchgeführt werden kann (Muskelversagen). Zusätzlich muss die Bedingung der Spannungsdauer erfüllt werden.

Maximalkraftzuwachs

Der Querschnitt eines Muskels ist die physiologische Grenze für die Maximalkraft (→ S. 15). Dies ist jedoch nur eine theoretische Obergrenze. Für die tatsächliche Maximalkraft kommt es auf die Muskelstruktur, d.h. auf die Muskelfaserzusammensetzung, und auf die inter- und intramuskuläre Koordination an. Von Bedeutung ist, wie viel Kraft alle an einer Bewegung beteiligten Muskeln aufbringen (intermuskuläre Koordination) und wie viele Muskelfasern in einem Muskel gleichzeitig arbeiten können (intramuskuläre Koordination), da in einem angespannten Muskel immer Gruppen von Muskelfasern- und oft auch Muskelfaserbündeln gemeinsam kontrahieren. Diese Gruppen nennt man motorische (lat.: für Bewegung verantwortlich) Einheiten, weil sie gemeinsam und zeitgleich von einem motorischen Nerv gesteuert werden. Die Gesamtkraft des Muskels hängt davon ab, wie viele dieser Einheiten gleichzeitig aktiviert werden können und mit welcher Frequenz das geschieht. Ein weiterer entscheidender Faktor für den Maximalkraftzuwachs ist die Muskelqualität: Durch geeignete Belastungen können langsame Muskelfasern zu schnelleren umgewandelt werden. Diese Faktoren und das Zusammenspiel innerhalb der Muskeln können durch ein spezifisches Training, das sog. intramuskuläre Koordinationstraining, verbessert werden.

Wissenschaftliche Erkenntnisse liefern folgende notwendige Bedingungen, die erfüllt sein müssen, um einen maximalen Kraftzuwachs zu erzielen:

1. Rekrutierung aller motorischen Einheiten des Muskels (> 70 % der Maximalkraft bzw. des 1 RM)
2. Maximierung der Bewegungsgeschwindigkeit und damit Auslösen der maximalen Innervierungsfrequenz
3. größtmögliche Vorinnervierung – d. h. Anspannung – des Muskels zu Beginn der Kontraktion

In die Trainingspraxis ist es daher erforderlich, dass man mit hohen und höchsten Zusatzlasten arbeitet und die Übungen explosiv, d.h. schnellstmöglich durchführt – was hier als relativ zu verstehen ist, denn bei einem submaximalen Gewicht (mehr als 70 % des 1 RM) ist die Bewegung zwangsläufig eher langsam. Damit alle motorischen Einheiten beteiligt sind, müssen die Pausen ausreichend lang sein, um die Energiespeicher im Muskel wieder zu füllen.

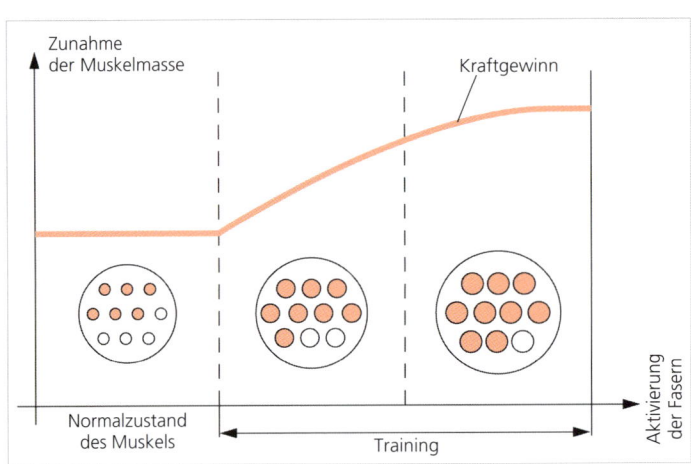

Kraftzuwachs durch Muskelhypertrophie (Zunahme der Faserdicke) und intramuskuläre Koordination (Faseraktivierung)

Schnellkraftzuwachs

Die Geschwindigkeit, mit der sich ein Muskel zusammenziehen kann (→ S. 15), hängt nicht nur vom aktiven Muskelquerschnitt ab, sondern ganz entscheidend auch von der Muskelfaserzusammensetzung und der Zahl der Kontraktionsimpulse. Bei einer Muskelkontraktion werden erst die langsamen, dann die schnellen Muskelfasern eingesetzt – d. h., erst wenn die benötigte Kraftanforderung größer ist, als es die Typ-I-Muskelfasern bewältigen können, werden die schnelleren Typ-II-Fasern »zugeschaltet«. Es ist daher wichtig, im Schnellkrafttraining eine Last zu wählen, bei der alle schnellen Fasern beansprucht sind. Für die Praxis des modernen Schnellkrafttrainings bedeutet das, dass mit maximalen und submaximalen Lasten gearbeitet wird und nicht wie früher ausschließlich auf die absolute Bewegungsgeschwindigkeit geachtet wird.
Im Hinblick auf die Übungen entspricht das Schnellkrafttraining dem Maximalkrafttraining.

Reaktivkraftzuwachs

Notwendige Bedingung für eine Zunahme der Reaktivkraft (→ S. 15) ist zum einen eine ausreichend koordinierte Beherrschung von Bewegungsabläufen, damit der Körper bzw. ein Gegenstand optimal beschleunigt werden kann. Die Reaktivkraft ist als Teil der Schnellkraft zu sehen. Bei der Reaktivkraft kommt als entscheidende Grundvoraussetzung die reaktive Spannungsfähigkeit hinzu, also das Elastizitäts- und Spannungsverhalten des Muskels sowie der beteiligten Sehnen, da über eine der Verkürzung vorausgehende Dehnung die Muskelspannung reflektorisch erhöht wird. Die über den sog. Dehnungs-Verkürzungs-Zyklus erzielte höhere Anfangsinnervierung des Muskels erreicht man allerdings nur, wenn Dehnung und Verkürzung innerhalb von 0,2 Sekunden aufeinander folgen (d. h. reaktiv-explosive Bewegungsausführung). Dies muss auch beim Training berücksichtigt werden.

Beim Training der Reaktivkraft wird mit hohen und höchsten Lasten in Kombination mit reaktiven Bewegungsabläufen gearbeitet (z. B. Reaktivsprung vom kleinen Kasten mit Gewichtsweste).

Kraftausdauersteigerung

Die Übergänge zwischen Ausdauer und Kraftausdauer sind fließend. Bei Belastungen unterhalb von 20 % des 1 RM sind Dauerleistungen möglich, die Belastung bewegt sich im Ausdauerbereich. Starke metabolisch beanspruchende und katabol wirkende Belastungen bei hochintensivem langandauerndem Training führen zur Ausprägung eines langsamen Muskeltyps, da langsame Muskelfasern stressresistenter sind als schnelle Fasern.

Für eine hohe Kraftausdauer, also eine möglichst ausgeprägte Ermüdungswiderstandsfähigkeit der Muskeln bei Kraftleistungen, kommt es sowohl auf die Muskelstruktur als auch auf eine optimale Nutzung des Energiestoffwechsels an. Kraftausdauer ist jedoch nicht auf den Bereich niedriger Intensität beschränkt; sie bezeichnet auch die Fähigkeit, bei hoher Intensität und anaerober Energiebereitstellung Kraftleistungen möglichst lange erbringen zu können. Zudem muss man bei der Kraftausdauer zwischen haltender und bewegender Muskelarbeit unterscheiden, denn bei isometrischer Muskelkontraktion (→ S. 16) sind bereits ab einer Spannungsstärke von 50 % der Maximalkraft die Blutgefäße im Muskel abgeklemmt, und der Muskel kann fast nur noch anaerob und mit den in den Muskelzellen vorhandenen Energieträgern arbeiten.
Die Kraftausdauerfähigkeit wird in der Regel durch eine lange Belastungsdauer mit relativ großen Belastungsumfängen trainiert. Daraus ergibt sich die Notwendigkeit einer niedrigen bis mittleren Belastungsintensität bei nicht zu schneller Bewegungsausführung.

In der Trainingspraxis setzt man diese Prinzipien im Rahmen eines hochvolumigen Trainings mit vielen Serien und großer Wiederholungszahl um, bei dem sog. lohnende Pausen gesetzt werden, die eine weitgehende, aber nicht vollständige Erholung zwischen den Serien ermöglichen.

Verbesserung der Beweglichkeit (Flexibilität)

An den meisten Gelenken, z. B. im Ellenbogen, sind mindestens zwei Bewegungsrichtungen möglich: die Beugung (Flexion) und die Streckung (Extension). Dabei muss das Gelenk aber auch stabil gehalten werden. Die Stabilisierung geschieht zum einen durch die Bauform des Gelenks und die passiv stabilisierenden Strukturen (Kapsel-Band-Apparat), zum anderen aktiv durch die gelenkübergreifende Muskulatur, die auch die Bewegung ausführt. Bewegung wie Stabilisierung geschehen im Zusammenspiel von arbeitender Muskulatur (Agonisten) und entgegengesetzt arbeitender Muskulatur (Antagonisten). Wenn bei einer Bewegung die Antagonisten nicht abgestimmt nachgeben, müssen die Agonisten unnötig viel Kraft aufbringen.

In Hinblick auf den sinnhaften Einsatz von Dehnmethoden muss man prinzipiell unterscheiden zwischen funktionellem Dehnen im Rahmen des Trainings (Aufwärmen, Cool-down) und einem Training zur Verbesserung der Beweglichkeit (→ Kap. Dehnen, S. 42). Ziel eines Trainings zur Förderung der Flexibilität ist es, die Dehnfähigkeit des Muskel-Sehnen-Komplexes und die Abstimmung des Nerv-Muskel-Zusammenspiels zu optimieren und Beweglichkeitsdefizite zu beseitigen.

Beweglichkeitsdefizite entstehen häufig dadurch, dass entweder regelmäßig nicht der komplette Bewegungsradius ausgenutzt oder eine Muskelkette dauerhaft einseitig trainiert wird. Dadurch kann es zu Bewegungseinschränkungen und in der Folge auch zu manifestierten Fehlhaltungen kommen. Für Bodybuilder typisch ist etwa die Innenrotation der Oberarme im Schultergelenk als Folge eines dominierenden Brusttrainings und der fehlenden Dehnung zur Reduktion des Muskeltonus.
In der Trainingspraxis kann man Verkürzungsproblemen auch dadurch vorbeugen, dass man antagonistisch trainiert, d. h., Muskel und Gegenspieler werden in antagonistischen kombinierten Übungen mit sog. Supersätzen trainiert.

Trainingsprinzipien

Für die Entwicklung eines Trainingsplans gilt es, eine Reihe von Prinzipien zu beachten, die als Regeln für eine effektive und sinnvolle Trainingsplanung dienen.

Die Trainierbarkeit, also das realisierbare Leistungspotenzial, ist bei jedem Menschen unterschiedlich und hängt u. a. von den genetischen Voraussetzungen, dem Alter und dem Geschlecht ab. Um das individuelle Anpassungspotenzial optimal auszunutzen, müssen geeignete Trainingsreize gesetzt werden. Diese müssen ausreichend groß sein, um die sog. Homöostase zu stören (das Gleichgewicht zwischen Leistungsfähigkeit und Beanspruchung, → Kap. Trainingseffekte, S. 34f.), also das Ausgangsniveau überschreiten, ohne jedoch schädigend zu wirken (Sportverletzung oder Sportschaden). Man spricht hier vom **Prinzip des trainingswirksamen Reizes.**

Dieselben Trainingsreize, z. B. das gleiche Gewicht oder identische Wiederholungs- und Satzzahlen, können bei verschiedenen Personen sehr unterschiedlich wirken. Daher muss die jeweils individuell optimale Belastung ermittelt werden – das ist das **Prinzip der individualisierten Belastung**.

Da der Körper stets bestrebt ist, sich neuen und regelmäßig auftretenden Belastungen anzupassen, tritt bald eine Gewöhnung an den Trainingsreiz ein, und die Trainingsbelastung sorgt nicht mehr für eine ausreichende Störung der Homöostase. Deshalb muss die Belastung nach dem **Prinzip der progressiven Belastungssteigerung** (progressiv = stufenweise fortschreitend) angepasst werden. Dazu kann über die Steigerung der Trainingslast (= bewegtes Gewicht oder wirkender Widerstand) die Belastungsintensität erhöht oder aber eine Erhöhung des Trainingsumfangs (Zahl der Sätze und Zahl der Übungen) vorgenommen werden.

Für ein effektives Training ist aber nicht nur die Intensität der Belastung, sondern auch die Reihenfolge der Trainingsinhalte entscheidend. Für das **Prinzip der richtigen Belastungsfolge** gilt: Koordination sollte vor Schnelligkeit trainiert werden, Schnelligkeit vor Kraft und Kraft vor Ausdauer.

Genauso wie der Körper sich an eine Belastungshöhe gewöhnt, tritt auch eine Gewöhnung an die Art des Belastungsreizes ein. Um dieser Gewöhnung und der daraus resultierenden Leistungsstagnation entgegenzuwirken, empfiehlt es sich, das Trainingsprogramm nach dem **Prinzip der variierenden Belastung** regelmäßig in Bezug auf Übungszusammenstellung, -abfolge oder -ausführung (Griff, Bewegungsumfang, Bewegungsgeschwindigkeit) zu variieren. Dies kann man auch bewerkstelligen, indem man abwechselnd in Masse- und Definitionsphasen trainiert (→ S. 40) oder sein Trainingssystem wechselt (von Volumentraining zu Heavy Duty etc. → S. 52ff. und 57ff.).

Da verschiedene Belastungsformen (Kraft-, Ausdauer-, Beweglichkeits-, Koordinationstraining) den Organismus auf verschiedene Weise beanspruchen, ist es sinnvoll, hier abzuwechseln **(Prinzip der wechselnden Belastung)**. In ein Krafttrainingsprogramm sollte z. B. auch eine Einheit mit aerobem Ausdauertraining integriert werden. Diese wechselnde Belastung unterstützt die Regeneration und sorgt für eine bessere Trainierbarkeit.

Generell benötigt der Körper nach jeder energetisch und substanziell ermüdenden Belastung Zeit für die Regeneration (zum Auffüllen der Energiespeicher) und für strukturelle Anpassungen (Proteinsynthese, Muskelaufbau). Ohne Regeneration ist kein langfristiger Leistungszuwachs möglich. Die dafür benötigte Zeit hängt vom Trainingszustand, von der Art, der Intensität und vom Umfang der Belastung sowie der

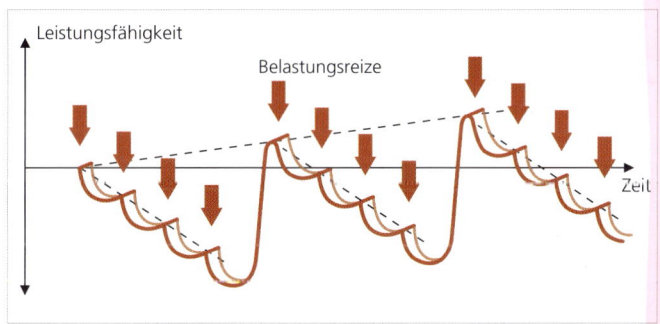

Nicht nach jeder Einheit muss ausreichend lange pausiert werden.

allgemeinen Lebensführung (Ernährung, Stress, Schlaf) ab. Das **Prinzip der optimalen Relation von Belastung und Erholung** fordert, den nächsten Trainingsreiz erst dann zu setzen, wenn sowohl Erholungs- als auch Aufbauphase abgeschlossen sind. Dazu sind nicht zwingend lange Pausen zwischen den Einheiten nötig. Neben ausreichender Regeneration kann auch durch einen Wechsel der trainierten Körperpartien einem Teil der Muskeln Erholung gewährt werden, während der andere trainiert. Dies wird bei den sog. Split-Programmen umgesetzt (→ S. 55f.).

Grundlagen der Trainingsplanung

Am Anfang jeder Trainingsplanung steht eine Bestandsaufnahme, bei der folgende Fragen zu klären sind:

- Wie ist mein Leistungsniveau, welcher Konstitutionstyp bin ich?
- Was sind meine Trainingsziele?
- Wie viel Zeit kann und will ich investieren?
- Welche Trainingsmöglichkeiten habe ich (Studio, Verein, Zuhause)?

Sind diese Fragen geklärt, geht es an die konkrete Trainingsplanung.

Trainingshäufigkeit

Die Anzahl der wöchentlichen Trainingseinheiten hängt vom Leistungsstand und den Trainingszielen und damit von dem Trainingsprogramm und den Trainingsinhalten ab. Grundsätzlich kann man davon ausgehen, dass einmaliges Training pro Woche auf Dauer nicht zu einer wesentlichen Leistungsverbesserung führen kann. Es reicht allerdings durchaus, um die Leistungsfähigkeit zu erhalten und durch den erhöhten Tonus (Muskelgrundspannung) etwas für das Wohlbefinden zu tun.

Die sinnvolle Obergrenze für ein Ganzkörperprogramm liegt bei drei bis vier Trainingseinheiten pro Woche. Bei einem Split-Programm, bei dem in jeder Einheit nur einzelne Körperpartien trainiert werden, kann die Häufigkeit auf bis zu sechs Mal pro Woche gesteigert werden. An einem Tag in der Woche sollte man pausieren, um dem gesamten Organismus Gelegenheit zur Regeneration zu geben.

Auswahl der Übungen und Trainingsprogramme

Einen Schwerpunkt dieses Buches bildet der Übungs- und Programmteil, der es ermöglicht, ohne intensive Beschäftigung mit den Grundlagen aus vorgefertigten Programmen und einem Übungsbaukasten einen individuell angepassten Trainingsplan zu erstellen. Dennoch sollen an dieser Stelle einige Aspekte, die bei der Auswahl von Übungen und der Gestaltung von Programmen wichtig sind, erläutert werden.

Für einen Anfänger empfiehlt es sich, ein ausgewogenes Ganzkörpertraining mit Grundübungen zu wählen und dabei auf einen standardisierten Trainingsplan zurückzugreifen. Dies erleichtert den Trainingseinstieg und ermöglicht es, die nötigen Erfahrungen zu sammeln. Angemessen sind zwei bis drei Trainingseinheiten pro Woche.

Mit zunehmender Erfahrung werden die Grundübungen durch spezielle Isolationsübungen ergänzt, und das Programm wird erweitert, bis es so umfangreich ist, dass das Training aufgeteilt (gesplittet) werden muss. Beim Splittraining sind drei bis sechs Trainingseinheiten pro Woche notwendig. Fortgeschrittene sollten ihre Muskel- und Kraftentwicklung stetig kontrollieren und die dargestellten Möglichkeiten nutzen, um ihr Training zu optimieren.

Im Leistungsbereich arbeitet man mit einer langfristigen Trainingsplanung mit verschiedenen Trainingsperioden, die Wochen bis Monate dauern können **(Prinzip der Periodisierung)**. In jeder dieser Perioden werden jeweils spezielle Ziele verfolgt und entsprechende Trainings- und ggf. auch Ernährungsschwerpunkte gesetzt. Typische Ziele für solche Phasen sind ein Gewichtszuwachs (sog. Massephase) oder eine Verbesserung der Muskelstruktur (sog. Definitionsphase). Es gilt allerdings, starke Gewichtsschwankungen zu vermeiden, um den Organismus nicht unnötig zu belasten. Zum langfristigen Trainingsprozess gehören auch Phasen des Leistungsverlusts, z. B. durch eine Trainingspause im Urlaub. Diese Phasen sind hilfreich und notwendig, um neues Trainingspotenzial zu schaffen.

Die Trainingseinheit

Jede Trainingseinheit besteht aus drei Teilen: Am Anfang stehen das Aufwärmen und die körperliche und mentale Vorbereitung auf die Belastung. Dabei ist zu beachten, dass auch nach intensivem Aufwärmen nicht jeder Muskel bereits auf Betriebstemperatur ist. Im Hauptteil, dem eigentlichen Training, wird das Übungsprogramm absolviert. Jede Übung sollte mindestens ein Aufwärmsatz mit geringer Last und hoher Wiederholungszahl vorgeschaltet werden. Folgen ähnliche Übungen aufeinander, so sind keine zusätzlichen Aufwärmsätze notwendig. Abgeschlossen werden sollte das Training durch ein Cool-down; dadurch wird die Regeneration eingeleitet und beschleunigt.

Aufwärmen

Vor dem Training sollte man sich aus folgenden Gründen immer aufwärmen:
- Die allgemeine organische Leistungsbereitschaft wird gesteigert, was sich z. B. in einem Anstieg der Muskeltemperatur und einer verstärkten Durchblutung äußert.
- Die Körpertemperatur steigt beim Aufwärmen um etwa ein Grad an, was die Stoffwechselvorgänge um etwa 13 % beschleunigt.
- Das motorische System wird abgestimmt, d. h., die Muskeln arbeiten besser mit ihren Synergisten und Antagonisten zusammen.
- Gelenke werden besser »geschmiert«, und die Beweglichkeit wird erhöht.
- Die psychische Leistungsbereitschaft wird optimiert, da die Konzentrations- und Wahrnehmungsfähigkeit steigt.

In der Praxis besteht das Warm-up im Krafttraining aus einem allgemeinen und einem spezifischen Teil, zwischen denen ein leichtes Dehnprogramm absolviert werden kann:
1. Die **Allgemeine Erwärmung durch leichte Ausdauerbelastung** sollte mindestens fünf bis zehn Minuten dauern und nicht zu anstrengend sein. Ziel ist es, leicht ins Schwitzen zu kommen. In einem Sportstudio eignen sich dafür besonders die Kardiogeräte (Laufband, Stepper, Crosstrainer oder Rudergerät).
2. **leichtes Dehnprogramm** für die zu trainierenden Muskelgruppen (optional), → Kap. Dehnen, S. 42
3. Vor der eigentlichen Übung führt man ein oder zwei **Aufwärmsätze** mit einem geringen Gewicht durch (unter 50 % des 1 RM/der Maximalkraft und 15 bis 25 Wiederholungen).

Abwärmen und Regeneration

Eine Cool-down-Phase rundet das Training ab. Sie erleichtert dem Organismus die Rückkehr in den Ruhezustand und damit die Regeneration. Die noch erhöhte Kreislauftätigkeit in dieser Phase, z. B. beim lockeren Auslaufen, fördert den Abtransport von Stoffwechselprodukten. Ein abschließendes Ausdehnen beugt Muskelverkürzungen vor. Die Inhalte der Cool-down-Phase entsprechen denen des Aufwärmens.

Nach der Trainingsbelastung ist die Regeneration die Phase, in der die Trainingsreize wirksam werden. Es erfolgt nicht nur eine Wiederherstellung der beanspruchten Körpersysteme, sondern auch eine Anpassung über das bisherige Niveau hinaus. Diese Wiederherstellung betrifft das Auffüllen der Energiespeicher, die Resynthese von Eiweißstrukturen und den Ausgleich des Elektrolyt- und Flüssigkeitshaushalts. Wird dem Körper die benötigte Regenerationszeit wiederholt nicht gegeben, kommt es zu sog. Übertraining. Symptome sind z. B. Leistungsverlust, leichte Ermüdbarkeit, Schlafstörungen, Appetitmangel und Unausgeglichenheit.

Dehnen

Kraft-und Muskelaufbautraining kann zu Muskelverkürzungen und Beweglichkeitseinschränkungen führen. Neben einer mechanischen Blockade durch die Muskelvolumenzunahme ist dafür vor allem der Muskeltonus (Spannung) verantwortlich. Diesem kann durch Dehnmaßnahmen oder aber durch die Zusammenstellung der Übungen (Antagonisten nacheinander trainieren) begegnet werden.
Der Sinn des Dehnens im Rahmen eines Auf- und Abwärmens wird in der aktuelle Fachdiskussion kontrovers diskutiert. Wissenschaftlich gesichert ist, dass ein ausgiebiges Dehnen beim Aufwärmen Maximal- und Schnellkraft beeinträchtigt. Von daher sollte man im Rahmen eines Krafttrainings das Beweglichkeitstraining vom Krafttraining trennen und entweder bei einer separaten Ausdauereinheit vorschalten oder eine eigene Trainingseinheit dafür vorsehen. Trainiert man mit dem Schwerpunkt Kraftausdauer, kann man ohne Weiteres auch vor der Einheit intensiv dehnen.

Man unterscheidet folgende Dehntechniken:

- **Elastische Dehnung** Die Dehnung wird dynamisch ausgeführt, man geht mit Schwung in die Dehnung. Diese Form eignet sich im Rahmen des Aufwärmens beim IK-Training, für das eigentliche Beweglichkeitstraining ist sie weniger geeignet.

- **Aktives Stretching** Die Dehnung wird durch das Bewegen entgegen der Muskelzugrichtung mithilfe der antagonistischen Muskulatur oder durch das Körpergewicht ausgeführt. Diese Technik kann sowohl im Rahmen des Aufwärmens als auch beim Beweglichkeitstraining eingesetzt werden. Sie senkt allerdings beim langen Stretchen den Muskeltonus und reduziert damit vorübergehend Maximal- und Reaktivkraft.

- **Passives Stretching** Die Muskulatur wird durch einen zusätzlichen aktiven Zug gedehnt. Diese Form eignet sich ausschließlich für das Beweglichkeitstraining.

- **Anspannungs-Entspannungs-Dehnen (CHRS, engl.: contract, hold, release, stretch)** Diese Methode ist eine mehrfache Abfolge von aktivem Stretching, anschließender isometrischer Kontraktion und Entspannung der gedehnten Muskulatur; sie wird überwiegend im Beweglichkeitstraining eingesetzt.

Das Krafttraining

Trainingsmittel

Das Krafttraining wird in der Fachsprache auch als Widerstandstraining bezeichnet. Der für das Training benötigte Widerstand kann entweder durch den Körper selbst (z. B. bei Liegestützen) oder aber durch äußere Kräfte, also Trainingsmittel wie Hanteln oder Maschinen erzeugt werden. Im Folgenden werden verschiedene Trainingsmittel vorgestellt.

Hanteln

Das Wort »Hantel« kommt aus dem Niederdeutschen und bedeutet soviel wie »etwas, das man in die Hand nimmt«; der Name für das Trainingsgerät stammt von dem als Turnvater bekannt gewordenen Friedrich Carl Jahn (1777–1852).

Je nach ihrer Verwendung für den einhändigen bzw. beidhändigen Gebrauch unterscheidet man Kurz- und Langhanteln. Es gibt Hanteln mit verstellbarem und solche mit festem Gewicht oder Modelle – meist sind es Kurzhanteln –, die mit Sand oder Wasser gefüllt werden können.

Hanteln mit verstellbarem Gewicht bestehen aus einer Hantelstange, Hantelscheiben und Scheibensicherungen (sog. Verschlüssen). Die Stangen sind in verschiedenen Längen und mit verschiedenem Gewicht erhältlich. Die meisten Stangen haben einen Durchmesser von 28 Millimetern, die zugehörigen Scheiben eine entsprechende Bohrung von 30 Millimetern. Unterschiedliche Stangenformen ermöglichen es, den Griff und damit die Belastungsart zu variieren. Ein typisches Beispiel ist die SZ-Hantel.

Standardisiert ist die sog. Olympia-Langhantel, das Wettkampfgerät der Gewichtheber und Kraftdreikämpfer: Die Stange wiegt genau 20 Kilogramm, ist 220 Zentimeter lang und hat im 131 Zentimeter breiten Mittelbereich einen Durchmesser von 28 Millimetern. Die kugelgelagerten Scheibenaufnahmen haben einen Durchmesser von 48 Millimetern, die zugehörigen Scheiben messen 50 Millimeter. Fixiert werden die Scheiben mit nachspannbaren Verschlüssen, die jeweils 2,5 Kilogramm wiegen.

Bei den Kurzhanteln unterscheidet man Knochenhanteln (Fausthanteln), fixierte und verstellbare Scheibenhanteln. Knochenhanteln sind aus einem Guss und haben ein festes Gewicht. Fixierte Scheibenhanteln bestehen aus verschraubten oder verschweißten Scheiben, wohingegen bei den verstellbaren Scheibenhanteln das Gewicht durch aufsteckbare Scheiben variiert werden kann. Als Fixierung dienen Federringe, Schraubringe (Sternverschluss) oder Klemmringe.

Eine mittlerweile wieder beliebte Sonderform der Kurzhanteln sind sog. Kugelhanteln (engl.: *kettlebell*). Kugelhanteln gibt es in unterschiedlichen Gewichtsklassen (vier, acht, zwölf, 16, 24 oder 32 Kilo) und mit unterschiedlichen Griffen, was das Maß und den Abstand zur Kugel angeht. Sie werden beim Rasenkraftsport sowie bei manchen historisch angelehnten Kraftübungen verwendet.

Der Vorteil von Hanteln insbesondere gegenüber den Trainingsmaschinen besteht darin, dass beim Training natürliche und physiologische Bewegungsbahnen möglich sind, wodurch eine ungünstige

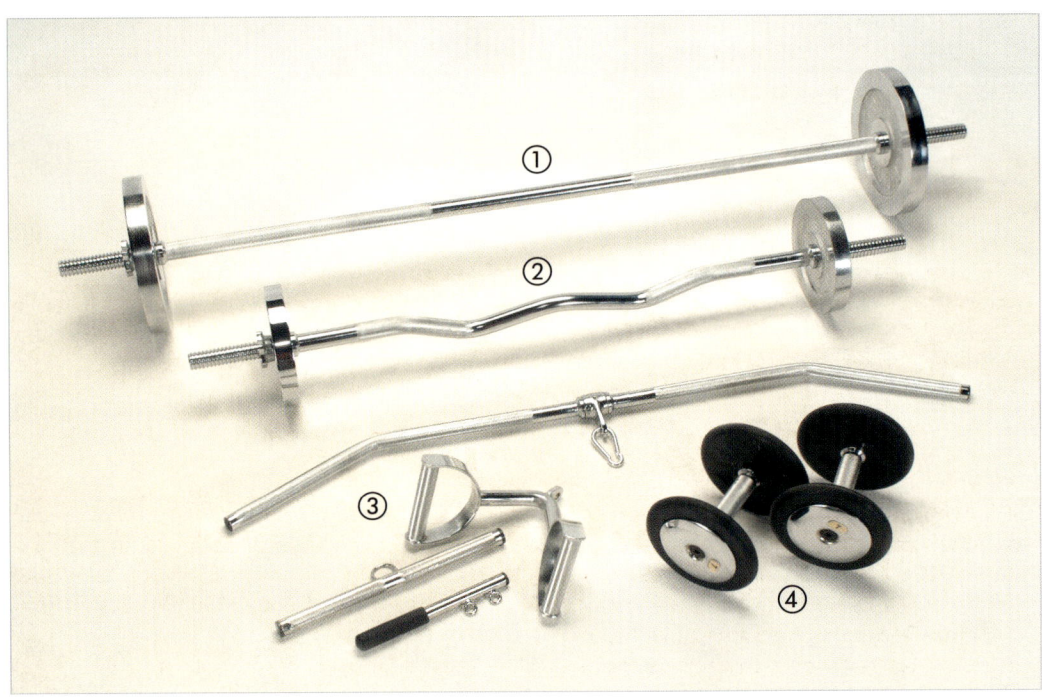

Einige typische Hanteln und Griffstangen:
① *Langhantel* ② *SZ-Stange* ③ *Stangen und Griffe für den Kabelzug* ④ *Kurzhanteln*

Gelenkbelastung durch sog. Zwangskräfte weitgehend vermieden wird. Ein Hanteltraining stellt auch höhere Anforderungen an die Muskelkoordination und Bewegungsstabilisierung; dadurch ist der Zugewinn an Kraft vielfältiger nutzbar. Allerdings muss beim Hanteltraining die Körperposition stets so ausgerichtet werden, dass die Muskelfunktionskette der Gravitation entgegenwirkt. Deshalb sind nur Übungen möglich, die eine Vertikalbewegung oder eine entsprechende Bewegungskomponente beinhalten. Dadurch lassen sich nicht alle Muskelgruppen gleich gut trainieren.

Seil- und Kabelzugmaschinen

Bei der Seilzugmaschine wird eine durch Gewichtsstöcke und Gewichtsplatten erzeugte Kraft über Umlenkrollen umgeleitet. Dadurch kann im Gegensatz zum Hanteltraining die Widerstandsrichtung beliebig gewählt werden, und die Verwendung des Kabelzugs erlaubt bei manchen Übungen eine günstigere Ausgangsposition bzw. bietet die Möglichkeit, die Übung zu variieren. Insbesondere, wenn der Muskel koordinativ bereits stark ermüdet ist, sind Seilzugmaschinen im Hinblick auf die Verletzungsprävention ein geeignetes Trainingsgerät. Seil- und Kabelzugübungen werden häufig ergänzend zu Hantelübungen eingesetzt.

Ein Nachteil der Geräte ist, dass sie ausschließlich einen geradlinigen Widerstand liefern und dem Muskel daher bei eingelenkigen Übungen nicht über die gesamte Bewegungsamplitude einen in etwa gleich großen Widerstand entgegensetzen.

Trainingsmaschinen mit Zug- und Druckhebeln

Diese Maschinen arbeiten mit gelagerten mechanischen Hebeln, an denen ein Gewichtsstock über einen Seilzugmechanismus wirkt oder die direkt oder indirekt eine Gewichtsaufnahme bewegen (*Plate-loaded-System*). Eine Sonderform dieser Geräte sind isotonische Maschinen, bei denen das mechanische Drehmoment über eine Exzenterplatte an den Bewegungsradius des Gelenks bzw. des Muskels weitgehend angepasst wird, um damit über die gesamte Bewegungsamplitude einen gleichbleibenden Widerstand zu erzeugen.

Der große Vorteil der Maschinenübungen liegt darin, dass eine Widerstandsgabe in jede beliebige Richtung möglich ist und somit die Körperhaltung in Prinzip beliebig variiert werden kann. Anfänger laufen nicht Gefahr, die Bewegungskontrolle zu verlieren und sich z.B. durch eine unzureichend koordinierte Hantelbewegung zu verletzen. Bei ausbelastenden Übungen kann man ohne Sicherung durch einen Trainer oder Partner gefahrlos bis an die Leistungsgrenzen gehen. Durch die starre Bewegungsführung können Muskeln und Muskelgruppen sehr gut isoliert belastet und damit gezielt trainiert werden.

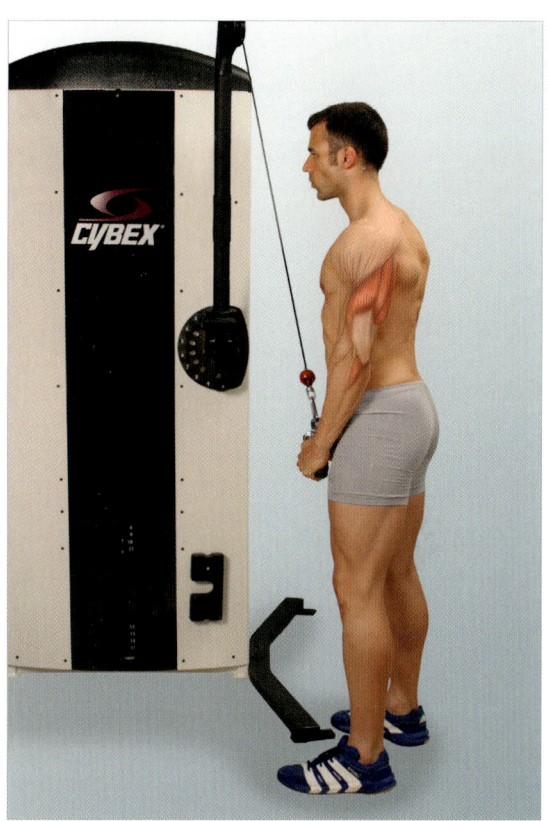

Trizepsdrücken am Kabelzug

Nachteilig an Maschinenübungen ist die geringe Anforderung an die Haltungs- und Bewegungskontrolle. Das Training ist auf die Zunahme von Muskelkraft und -volumen ausgerichtet; die koordinative Nutzbarkeit für Alltagsbewegungen ist allerdings eingeschränkt. Zudem lassen sich manche Maschinen schlecht auf die individuelle Körpergröße, auf Arm- und Beinlänge etc. einstellen, was die Gefahr von unphysiologischen und unfunktionellen Bewegungen birgt. Bei manchen Geräten kann eine ungünstige Abstufung der Gewichtsplatten die Wahl der richtigen Last erschweren.

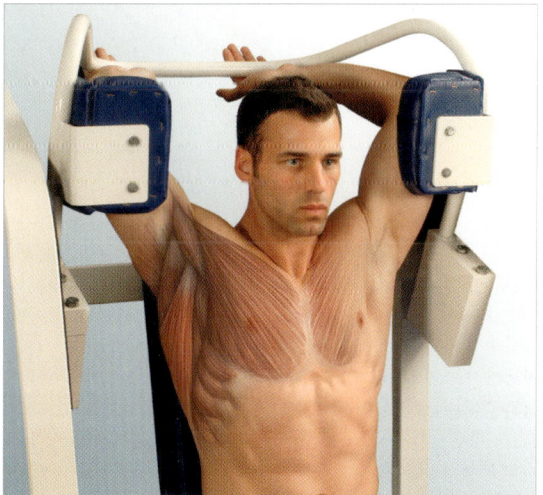

Überzüge an der Maschine

Trainingsübungen

Es hat sich eingebürgert, Trainingsübungen entsprechend ihrer Zielsetzung in zwei Kategorien einzu-
teilen. Dabei sind zwei verschiedene Unterteilungssysteme gebräuchlich. Zweckdienlich ist die Unter-
scheidung von **Grund- und Isolationsübungen**. Weniger sinnvoll sind die Begriffe Masse- und De-
finitionsübungen, denn für den Zuwachs an Muskelmasse bzw. die Definition (Formung) der Muskeln
sind nicht vorrangig bestimmte Übungen entscheidend, vielmehr kommt es auf die Art des Trainings
d. h. die Ausführung der Übungen an.

Übungstypen

Grundübungen

Grundübungen (engl.: *basics*) bilden das Grundgerüst jedes Muskeltrainings. Charakteristisch für
Grundübungen ist, dass sie einen starken Bezug zu alltäglichen Bewegungen haben. Zu den Grundübungen gehören beispielsweise Kniebeugen, Kreuzheben, Bankdrü-
cken, Klimmzüge, Langhantelrudern und Dips.

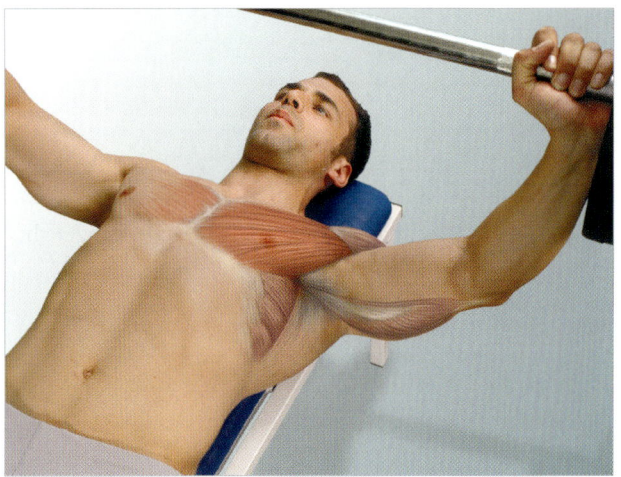

Es handelt sich hier um Übungen mit
komplexen Bewegungsabläufen, die
eine Vielzahl von Muskeln gleichzeitig fordern. D. h., ihre Ausführung ist
zwar anspruchsvoller, sie bewegen
dafür aber mehrere Gelenke und trainieren damit eine größere Zahl von
Muskelgruppen auf einmal. In Bezug
auf das Nerv-Muskel-Zusammenspiel
fördern diese Übungen die intermuskuläre Koordination – und somit
sorgen sie eher für den Aufbau einer
funktional arbeitenden Muskulatur
und damit für ein Plus an Muskelkraft.

Beispiel für eine zentrale Grundübung: Bankdrücken

Anfängern ist sogar anzuraten, ihren Trainingsplan ausschließlich mit Grundübungen zu bestreiten.
Man kann bereits allein mit Grundübungen einen beachtlichen sichtbaren Trainingserfolg erzielen.

Isolationsübungen

Wie der Name schon sagt, ist es Sinn und Zweck von Isolationsübungen, einzelne Muskeln und
Muskelgruppen zu isolieren, sie also gesondert von anderen zu trainieren. Während bei den Grundübungen viele Muskeln und Muskelgruppen an verschiedenen Gelenken gemeinsam eine Bewegung
durchführen und dazu gut abgestimmt arbeiten müssen, ist bei den Isolationsübungen die Bewegung auf ein Gelenk beschränkt. Dadurch können die Zielmuskeln weitaus intensiver als bei den
Grundübungen ausbelastet werden, da die Bewegung so lange durchgeführt werden kann, bis die
Zielmuskulatur versagt, was insbesondere beim auf Muskelwachstum ausgerichtetes Training (Hypertrophietraining) ein entscheidender Faktor ist. Isolationsübungen eignen sich daher dazu, gezielt
Muskeln anzusprechen, die bei den Grundübungen nicht ausbelastet werden, weil beispielsweise ein

anderer, für die Bewegung wesentlicher Muskel vorher versagt und keine ausreichende Wiederholungszahl möglich ist. So ermüdet z. B. die armstreckende Muskulatur (M. triceps brachii) beim Bankdrücken häufig vor der Brustmuskulatur.

Aus diesen Gründen ist es mit steigendem Trainingsniveau sinnvoll, den Trainingsplan durch Isolationsübungen zu ergänzen, um den Trainingsreiz auf die jeweilige Zielmuskulatur zu verstärken, unterentwickelte Muskeln gezielt aufzutrainieren oder das Training insgesamt durch andere Übungskombinationen zu variieren.

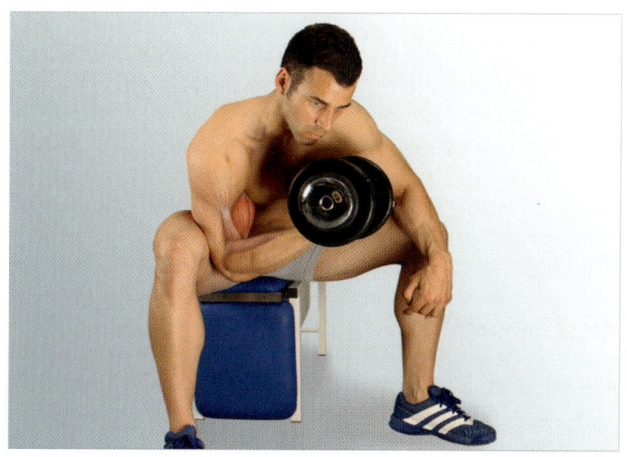

Eine typische Isolationsübung für die Oberarmvorderseite: Bizeps-Curls

Prinzipien der Übungsausführung

Belastungsintensität und Wiederholungszahl

Für die Trainings- und Belastungssteuerung wird in Trainingsplänen neben den vorgeschlagenen Übungen meist eine Kombination aus Belastungshöhe bzw. Belastungsintensität und eine zugehörige Wiederholungszahl angegeben. Die Belastungsintensität entspricht der Höhe des Trainingsgewichts

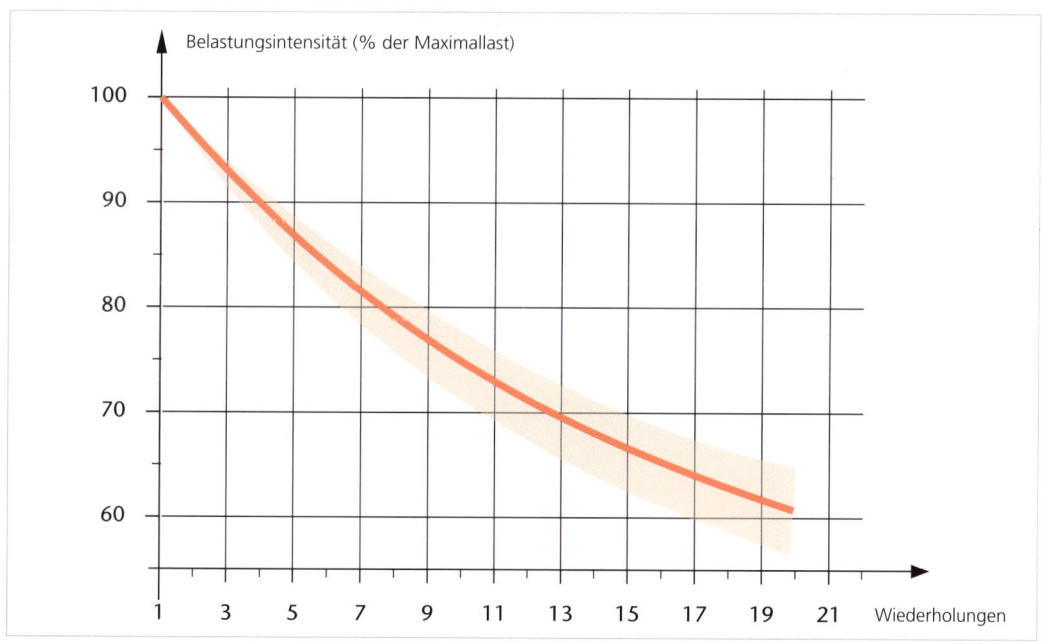

Je geringer die Belastungsintensität, desto mehr Wiederholungen sind möglich.

und wird als in prozentualer Relation zur maximal zu bewältigenden Last – also der Last, bei der die gewählte Bewegung gerade noch genau einmal ausgeführt werden kann (engl.: *one repetition maximum,* 1 RM = Einer-Wiederholungs-Maximum) – angegeben. Steht im Trainingsplan z.B. die Angabe »75 %«, ergibt das bei einer Maximallast von 80 Kilogramm im Bankdrücken ein Trainingsgewicht von 60 Kilogramm.

Intensität und Wiederholungszahlen stehen in Relation zueinander – je höher die Last ist, desto geringer fällt die Zahl der realisierbaren Wiederholungen aus. Eine allgemeingültige, für alle Trainierenden anwendbare Umrechnung beider Größen ist allerdings nicht möglich, da die Anzahl von Wiederholungen, die bei einer bestimmten relativen Last möglich sind, individuell stark variiert und beispielsweise von der Muskelstruktur und der Trainingserfahrung abhängt. Von daher wird in Trainingsplänen meist ein Wiederholungsbereich angegeben. Es ist ratsam, sich bei den ersten Sätzen eher am oberen Rand des Bereichs zu bewegen, da mit zunehmender muskulärer Ermüdung die Zahl der Wiederholungen oft von Satz zu Satz zurückgeht.

Zur Bestimmung der Maximallast gibt es zwei Methoden: Bei der klassischen Methode erhöht man nach dem gründlichen Aufwärmen das Gewicht so lange, bis keine Einzelwiederholung mehr möglich ist. Dabei sollte man eine möglichst geringe Anzahl von Versuchen unternehmen – d.h., sich schnell in den Grenzbereich vorarbeiten – und auf ausreichend lange Pausen (mindestens drei Minuten) achten. Die zweite Methode beruht auf wissenschaftlich gesicherten Erfahrungswerten in Bezug auf das Verhältnis zwischen der Höhe des Gewichts und der Zahl der maximal möglichen Wiederholungen (→ Abb. S. 47 und Tabelle unten).

Intensität [%]	Realisierbare Wiederholungen
100	1
95	1–4
90	3–6
85	5–9
80	7–12
75	11–15

In der Trainingspraxis ist es empfehlenswert, die Wiederholungszahlen bei Kraftausdauertrainierenden (Fitnesssportlern) höher anzusiedeln als bei Hypertrophietrainierenden (Bodybuildern), und am niedrigsten bei Maximalkraftsportlern (z.B. bei Kraftdreikämpfern).

Im Zusammenhang mit der Wiederholungszahl erscheint häufig der Begriff Last Repetition (engl.: letzte Wiederholung). Last Repetition als Methode bedeutet nichts anderes, als dass der Satz bis zur letztmöglichen Wiederholung und damit quasi bis zum erzwungenen Abbruch durchgeführt wird.

Bewegungsumfang

Eine Übung sollte, außer bei der Anwendung einer entsprechenden Intensivtechnik, über den maximal möglichen Bewegungsumfang durchgeführt werden. Nur wenn die Muskeln in ihrer ganzen Länge beansprucht werden, kann eine ausgewogene Muskelentwicklung gewährleistet und einer Muskelverkürzung vorgebeugt werden. Dazu müssen die Endstreckung und Endbeugung erreicht werden. Immer wieder stößt man auf die dem gesundheitsorientierten Krafttraining entstammende These, man solle bei einer Übung die Einnahme der Endstreckung vermeiden, da die Belastung der Gelenke zu groß sei. Dies ist nicht ganz richtig, denn die Belastung eines Gelenkes hängt weniger von der Gelenkstellung, sondern zuallererst von der Muskelspannung ab. Bei ausreichender Muskelspannung werden die Gelenke nicht überlastet. Eine Ausnahme sind Druckübungen an Maschinen (z. B. Beinpresse, Bankdrückmaschine etc.), wo diese Gefahr tatsächlich besteht.

Bewegungsgeschwindigkeit und Bewegungsrhythmus (Kadenz)

Die Ausführungsgeschwindigkeit richtet sich nach den Trainingszielen. Sie ist außer beim Schnellkrafttraining eher langsam. Es ist wichtig, die Übungen stets kontrolliert durchzuführen. Anfänger sollten mit der korrekten Ausführung der Bewegung vertraut sein, bevor sie die Bewegungsgeschwindigkeit erhöhen. Die Bewegungsgeschwindigkeit kann allerdings auch während der Ausführung variiert werden. Beim Bankdrücken kann man beispielsweise die Hantel langsam absenken, im unteren Punkt kurz halten und dann schnell und explosiv nach oben bringen. Diesen Rhythmus nennt man Kadenz. Die Kadenz gibt in Sekunden- bzw. Zählintervallen an, wie lange die Phasen jeweils dauern. Ein Beispiel: 4/2/3 bedeutet in Bezug auf Bankdrücken, dass man beim Ansenken bis vier zählt, zwei Einheiten hält und beim Strecken bis drei zählt.

Bewegungsbahn

Nach Möglichkeit sollte man bei den Übungen eine natürliche – d. h. eine durch die Gelenk- und Muskelmechanik vorgegebene – Bewegungsbahn wählen und auf eine saubere Ausführung achten. Die Gelenke sollten nicht unnötig belastet werden.
Nicht beteiligte Gelenke werden möglichst stabil gehalten, Ausweichbewegungen sind beim Anfängertraining sowie im Training mit Gesundheits- bzw. Fitnessorientierung zu vermeiden. Im Hypertrophie- bzw. maximalkraftorientierten Training ist das allerdings meist nicht möglich; Ausgleichsbewegungen werden hier häufig gezielt eingesetzt.

Atmung

Die Atmung passt sich dem Übungsrhythmus an. Man sollte versuchen, während der Übung gleichmäßig weiterzuatmen. In der Praxis hat es sich bewährt, in der konzentrischen (verkürzenden) Phase auszuatmen und in der exzentrischen (nachgebenden) Phase einzuatmen. Eine Pressatmung sollte wegen des damit verbundenen starken Blutdruckanstiegs vermieden werden, was jedoch bei höheren Lasten und am Ende der Belastungsphase kaum möglich ist. Wer unter erhöhtem Blutdruck (Hypertonie) leidet, sollte ein Training mit hohen Gewichten meiden, da dies zwangsläufig mit einer Pressatmung verbunden ist.

> **Beispiele für die richtige Atmung:**
> Beim Bankdrücken atmet man beim Herablassen ein und beim Drücken aus.
> Beim Trizepsdrücken atmet man beim Drücken aus und beim Beugen ein.

Trainingsmethoden

Methoden zur Intensivierung und Optimierung des Trainings

Jedes Trainingsprogramm besteht aus einer gewissen Zahl von Trainingsübungen, die jeweils in Sätzen oder Serien absolviert werden. Diese bestehen wiederum aus einer oder mehreren hintereinander durchgeführten Wiederholungen. Die Reihenfolge der Übungen ist durch das Trainingsprogramm festgelegt. Wird eine Muskelgruppe mit mehreren verschiedenen Übungen belastet, können entweder erst alle Sätze der einen Übung und dann die der nächsten ausgeführt werden, oder man kombiniert beide Übungen miteinander (Satzkombination). Bei den einzelnen Übungen ist man häufig bestrebt, den Satz noch intensiver zu gestalten. Dazu benutzt man die sog. Intensivierungstechniken. Im Folgenden wird ein Überblick über Methoden und Techniken zum Intensivieren und Optimieren des Trainings gegeben.

Intensivierungstechniken

- **Slow-Methode** Hierbei wird die Bewegungskadenz variiert und verlängert.
- **Erzwungene Wiederholungen (Intensivwiederholungen, Forced Reps)** Nach einigen erschöpfenden Wiederholungen folgen noch eine bis drei weitere Wiederholungen mit Partnerhilfe.
- **Dropsätze (Reduktionssätze, erweiterte Sätze)** Mit einem hohen Ausgangsgewicht werden so viele Wiederholungen durchgeführt (sechs bis zehn), bis es zum Muskelversagen kommt. Dann wird, gegebenenfalls mit Partnerhilfe, das Gewicht so weit reduziert, dass einige weitere Wiederholungen (vier bis acht) möglich sind. Dieser Vorgang des Reduzierens kann mehrfach wiederholt werden.
- **Abgefälschte Wiederholungen (Cheating)** Der Bewegungsablauf wird verändert, um weitere Wiederholungen zu erzwingen. Hier wird bewusst vom Haltungs- und Bewegungsideal abgewichen, um den Muskel leer zu brennen.
- **Höchstkontraktionen (Peak Contraction)** Im Augenblick der maximalen Verkürzung wird die Muskulatur bewusst maximal »nachgespannt«.
- **Teilwiederholungen** Bei den Wiederholungen am Ende des Satzes wird der Umfang der Bewegung verringert. Dadurch können noch weitere Wiederholungen ermöglicht werden.
- **Stotterwiederholungen (Stutter Reps)** Die Bewegung wird durch kurzes Anhalten während des Bewegungsablaufes in Teilabschnitte unterteilt.
- **Negativwiederholungen (Negative Reps)** Bei Belastungen, die nicht oder nicht mehr bewältigt werden können, hilft der Partner in der konzentrischen Phase. In der exzentrischen Phase erfolgt die Bewegung betont langsam.
- **Progressive Intervalle (Einzelwiederholungen)** Nach dem ermüdungsbedingten Belastungsabbruch werden nach kurzer Pause Einzelwiederholungen durchgeführt.

Methoden zur Intensivierung durch Satzkopplung

- **Synergistische Supersätze** Zwei verschiedene Übungen für dieselben Muskelgruppen werden unmittelbar hintereinander durchgeführt.
- **Antagonistische Supersätze** Übungen für entgegengesetzte Muskelgruppen werden unmittelbar hintereinander durchgeführt.
- **Dreifach- und Mammutsätze** Drei oder und mehr Übungen werden kombiniert und unmittelbar hintereinander ausgeführt. Achtung: Mehr als 15 Sätze für große Muskelgruppen und zehn Sätze für kleine bringen keinen zusätzlichen Effekt.

Methoden zur Optimierung des Trainings

- **Prioritätsprinzip** Damit die Konzentration leichter fällt, sollte das Trainingsprogramm so aufgebaut sein, dass schwache Muskeln zuerst belastet werden.
- **Variationsprinzip (Schockprinzip)** Die Art der Belastung wird (radikal) verändert (in Bezug auf Intensität, Übung, Durchführung).
- **Vorermüdung (Pre-Exhaustion)** Muskelgruppen bei mehrgelenkigen Übungen werden in einer ersten Vorübung ermüdet, um eine gleichmäßige Beanspruchung in der Hauptübung zu gewährleisten (z. B. Butterfly vor Bankdrücken).

Die Maximalkraftmethode

Da Maximal- und Schnellkraft eines Muskels aufgrund des Muskelaufbaus und der Kontraktionsmechanismen eng zusammenhängen, können beide Kraftfähigkeiten gemeinsam trainiert werden. Die zugehörigen Methoden werden als Gewichthebermethode, Methode hoher und höchster Krafteinsätze oder auch IK-Methode (inter- und intramuskuläres Koordinationstraining) bezeichnet.
Bei der Maximalkraftmethode wird mit hohen Lasten von über 70 % der maximal zu bewältigenden Last gearbeitet. Allerdings besteht durch die hohen und höchsten Belastungen die Gefahr von Fehlbewegungen und damit Fehlbelastungen. Für Anfänger ist diese Trainingsform daher nicht geeignet.

Die Prinzipien der Maximalkraftmethode

- Bei diesem Training arbeitet man mit hohen und höchsten Zusatzlasten (> 70 % des 1 RM).
- Die Übungen werden explosiv – d. h. mit maximal möglicher Geschwindigkeit – durchgeführt. Allerdings ist bei einem submaximalen Gewicht die Bewegung an sich zwangsläufig relativ langsam.
- Bei der Übungsauswahl wird vor allem auf komplexe Grundübungen zurückgegriffen.
- Die Pausen sollen ausreichend lang sein (zwei Minuten und mehr), damit die Energiespeicher im Muskel wieder möglichst weit gefüllt werden.
- Die Satzzahlen variieren je nach Intensität von fünf bis 15 pro Übung.
- Bei jedem Satz werden maximal viele Wiederholungen durchgeführt.

Belastungssteuerung

Zur Belastungssteuerung empfiehlt es sich, die Zusatzlast zu variieren. Nur in den wenigsten Fällen wird man nach dem Aufwärmen mehrere Sätze mit dem gleichen Gewicht durchführen. In den meisten Fällen verändert man die Last von Satz zu Satz. Dies bezeichnet man als Pyramidenverfahren oder Pyramidenmethode.
Beim Pyramidentraining wird die Intensität und damit auch die Wiederholungszahl von Satz zu Satz variiert. D. h., man fängt mit einer Last von 70 % des 1 RM an, führt zehn bis 15 Wiederholungen durch und steigert dann im nächsten Satz auf die Last, die 80 % des 1 RM entspricht usw. Steigert man die Belastung bis zum Maximum (1 RM), spricht man von einer echten Pyramide, sonst von Pyramidenstümpfen. Pyramiden können prinzipiell progressiv (ansteigende Belastungsintensität), degressiv (abnehmende Belastungsintensität) oder kombiniert durchlaufen werden (siehe Abb.). Durch die Variation der Intensität können Pyramidensysteme auch beim Hypertrophietraining oder im Kraftausdauertraining eingesetzt werden.

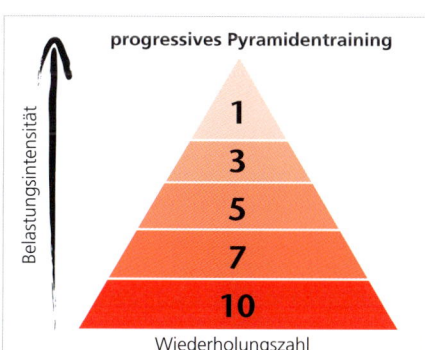

Trainingspyramide: Die Last steigt von Satz zu Satz, die Wiederholungszahl nimmt ab.

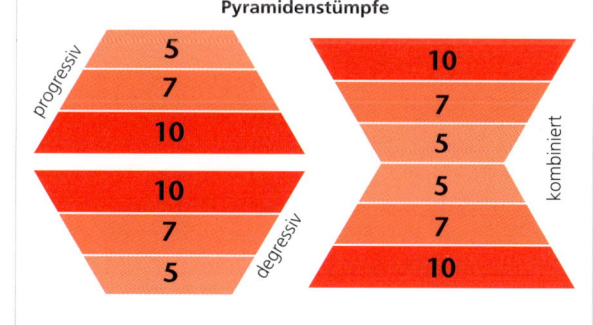

Kombination von Pyramidenstümpfen

Die Bodybuildermethode

Die Trainingsprinzipien dieser Trainingsform haben sich aus den Erfahrungen der Trainingspraxis ergeben und wurde u. a. von dem Kraftsportpionier Joe Weider für die Bodybuildergemeinde zusammengefasst. Der Bodybuilder Mike Mentzer gab dieser Trainingsform, die zur am meisten durchgeführten im Bodybuilding gehört, den Namen »Volumentraining«. In einigen trainingswissenschaftlichen Veröffentlichungen bezeichnet man sie auch als Mehrsatzmethode.

Die Leitidee der Trainingsform besteht darin, dass man jeden zu trainierenden Muskel mit mehreren Übungen und jeweils mehreren Sätzen (= Serien) belastet. In der Praxis kommen so bis zu 15 Serien pro Muskelgruppe zusammen. Durch eine geeignete Kombination von Übungen und Trainingsmitteln (Hanteln, Kabelzug, Maschine) werden alle Muskeln einer Muskelschlinge – also alle, die bei einer Bewegung (z. B. beim Strecken der Arme) gemeinsam aktiv werden – ausreichend lange und intensiv belastet, um den notwendigen Trainingsreiz zu setzen. Infolge der wiederholten Ausbelastung des Muskels kommt es zu Muskelbrennen, dem sog. »Pump«.

Der Vorteil des Konzepts ist, dass der Trainingsreiz sehr gut kontrolliert und ausgesteuert werden kann und damit eine flexible Trainingsgestaltung möglich ist. Je nach Tagesform und Verfassung können die Zahl Sätze sowie der Einsatz von Intensivierungungstechniken flexibel gehandhabt werden. Die Trainingsanforderungen für das Muskeldickenwachstum – eine ausreichend lange Muskelspannung und die energetische Ausbelastung des Muskels (→ Kap. Auslösung von Hypertrophie, S. 35) – werden problemlos erfüllt.

Das Training eignet sich für alle Trainierenden vom Anfänger bis zum Hochleistungssportler. Die Gefahr einer Fehl- und Überbelastung ist gering. Als Nachteil dieser Methode wird gerne der hohe Zeitaufwand angeführt: Die notwendigen Satzzahlen und das umfangreiche Programm machen es bei fortgeschrittenen Athleten erforderlich, das Training in kleinere Einheiten aufzuteilen (sog. Trainingssplit), mit der Folge, dass täglich trainiert werden muss, um zu gewährleisten, dass alle Muskelgruppen ausreichend und regelmäßig belastet werden.

Die Prinzipien der Bodybuildermethode

- Es werden verschiedene Übungen für eine Muskelgruppe kombiniert.
- Für jede Muskelfunktionsgruppe werden mehrere Sätze durchgeführt. Pro Übung werden drei bis vier Trainingssätze empfohlen.
- Die Zusatzlast wird insbesondere bei Trainingsfortschritt regelmäßig erhöht, die Muskulatur soll regelmäßig überlastet werden.
- Die typische Wiederholungszahl liegt zwischen acht und 15 pro Satz.
- Die Zusatzlast wird so gewählt, dass die Wiederholungszahl bei vorgegebener Bewegungsgeschwindigkeit bzw. Kadenz noch zu realisieren ist; d. h., die Last liegt bei 50 bis 80 % des 1 RM.
- Die Bewegungsgeschwindigkeit ist betont langsam und kontrolliert; dies gilt insbesondere für die nachgebende (exzentrische) Phase.
- Jede Serie endet erst mit dem erzwungenen Belastungsabbruch. Am Ende jeder Übung sollte der Muskel vollkommen ermüdet sein; Bodybuilder bezeichnen das als »Leerbrennen« des Muskels.
- Die Satzpausen sind nicht übermäßig lang (ein bis drei Minuten).
- Im Training wird die Belastung vorzugsweise nach dem Pyramidenprinzip gestaffelt. Das Gewicht wird von Satz zu Satz erhöht und die Wiederholungszahl entsprechend reduziert (→ Kap. Maximalkraftmethode, S. 51).
- Der Anfänger beginnt mit Grundübungen, die mit zunehmender Trainingserfahrung durch Isolationsübungen ergänzt werden.
- Das Trainingsprogramm wird regelmäßig (alle 3 bis 6 Monate) ergänzt oder umgestellt.

- Mit steigender Trainingserfahrung und fortschreitendem Muskelzuwachs wird der Umfang erhöht. Zunehmend werden Methoden zur Intensitätserhöhung wie etwa Satzkopplung und Belastungsoptimierung (s. u.) eingesetzt.
- Im Leistungstraining werden für große Muskelgruppen 3 bis 4 Übungen kombiniert, für kleine Muskelgruppen 2 bis 3 Übungen.
- Das Trainingsprogramm wird ab der Fortgeschrittenenphase in verschiedene Trainingseinheiten und unterschiedliche Zielmuskeln unterteilt (Split).
- Das Jahresprogramm kann bei sehr fortgeschritten Sportlern in Masse- und Definitionsphasen unterteilt werden.

Belastungssteuerung

Beim Volumentraining wird nach der Intervallmethode trainiert. D. h., nach intensiven Belastungsintervallen in Form eines Trainingssatzes mit mehreren Wiederholungen erfolgt eine Pause, die eine weitgehende Wiederherstellung der Leistungsfähigkeit ermöglicht. Dazu reichen wenige Minuten. Die Zielmuskeln werden mit mehreren Sätzen wiederholt ausbelastet. Mit zunehmender Leistungsfähigkeit werden sowohl der Trainingsumfang als auch die Trainingsintensität erhöht und die Belastung optimiert. Im Folgenden werden drei Programme vorgestellt, die als Musterprogramm für den Trainingsbaukasten dienen und das komplette Spektrum vom Einsteiger (Volumenprogramm I) über den Fortgeschrittenen (Volumenprogramm II) bis hin zum Experten (Volumenprogramm III) beschreiben.

Volumenprogramm I (Einsteiger)

Das Volumenprogramm I ist als Grundprogramm konzipiert. Es ist für Anfänger geeignet und kann auch bei Fortgeschrittenen mit begrenztem Zeitbudget bzw. für das Trainingsziel Kraft und Fitness sinnvoll eingesetzt werden. Es handelt sich um ein Ganzkörpertraining, d. h., es werden bei jeder Trainingseinheit alle wichtigen Muskeln trainiert. Es werden zwei bis drei Trainingseinheiten pro Woche absolviert.
Das Trainingsprogramm besteht aus wenigen Grundübungen, von denen jeweils drei bis fünf Sätze durchgeführt werden. Die Übungen werden entweder nacheinander oder als Kreistraining absolviert. Das Gewicht wird so gewählt, dass bei korrekter Bewegungsausführung zwischen acht und 15 Wiederholungen möglich sind.

Übung	Intensität	Satzzahl	Wieder-holungen	Bewegungs-tempo/Kadenz	Pausen-länge
Grundübung (z. B. Bankdrücken)	50–70 %	3–5	8–15	normal, kontrolliert	2–3 min

Volumenprogramm II (Fortgeschrittene)

Im Volumenprogramm II wird der Trainingsumfang deutlich erhöht. Die Grundübungen werden durch Isolationsübungen ergänzt, um die Muskelgruppen besser und zielgerichteter zu belasten. Grundübungen und Isolationsübungen können entweder getrennt hintereinander durchgeführt werden, oder sie werden zu einem Supersatz kombiniert. Alle Übungen und Serien werden bis zum Punkt des Muskelversagens durchgeführt.
Der Gesamtumfang des Programms wird dabei eventuell so groß, dass es sich gegebenenfalls anbietet, das Training aufzuteilen (Trainingssplit, → S. 55f.).

Übung	Intensität	Satzzahl	Wieder-holungen	Bewegungs-tempo/Kadenz	Pausen-länge
Grundübung (z. B. Latziehen)	60–80 %	5	8–12	langsam	2 min
Isolationsübung (z. B. Seitheben vorgebeugt)	60–70 %	5	8–12	langsam	2 min

Volumenprogramm III (Profis)

Im Volumenprogramm III wird der Trainingsumfang noch weiter erhöht. Für eine maximale Ausbelastung sorgt die Kombination von verschiedenen Grund- und Isolationsübungen. Dabei gilt bei großen Muskelgruppen die Leitidee, drei Grundübungen mit einer Isolationsübung zu kombinieren. Bei kleineren Muskelgruppen reduziert man auf zwei plus eins. Dadurch kommt man auf ein Gesamtvolumen von bis zu zehn Sätzen für kleine und bis zu 15 für große Muskelgruppen. Es ist erforderlich, das Training in Tageseinheiten zu splitten und dafür fast täglich zu trainieren.

Übung	Intensität	Satzzahl	Wieder-holungen	Bewegungs-tempo/Kadenz	Pausen-länge
Grundübung I (z. B. Bankdrücken)	60–80 %	4	8–12	normal	1–2 min
Grundübung II (z. B. Schrägbank-drücken)	60–80 %	3	8–12	langsam	1–2 min
Grundübung III (z. B. Kabelzüge über Kreuz)	50–70 %	3	6–10	langsam	1–2 min
Isolationsübung (z. B. Butterfly)	50–70 %	3	6–8	sehr langsam	1–2 min

Der Wochenplan (Trainingssplit) bei den Volumenprogrammen II und III

Bei den Volumenprogrammen II und III sollte das Trainingsprogramm in sog. Mikrozyklen unterteilt werden. In der Fachwelt hat sich dafür die Bezeichnung Split eingebürgert.

Es gibt viele Möglichkeiten, das Trainingsprogramm zu splitten (aufzuteilen). Diese unterscheiden sich zum einen nach Splitzyklus (= Zahl der Teile, in die man das Gesamtprogramm unterteilt) und nach dem Splitprinzip. Es gibt vier Aufteilungsprinzipien: erstens nach Ober- und Unterkörper, zweitens nach Druck- und Zugmuskeln, drittens nach Antagonistenpaaren, viertens nach Belieben (d. h. ohne Prinzip).

Im Folgenden werden einige Beispielprogramme für Splittrainings vorgestellt.

Zwei-Tages-Split

Trainingseinheit	Aufteilungsprinzip		
	Druck/Zug	Ober-/Unterkörper	Antagonisten
Trainingseinheit 1	Brust, Schultern, Trizeps, Bauch	Brust, Rücken, Schultern, Bizeps, Trizeps, Bauch	Rücken, Brust, Schultern, Bauch
Trainingseinheit 2	Beine, Rücken, Bizeps	Beine	Beine, Bizeps, Trizeps

Umsetzungsbeispiel

Mo.	Di.	Mi.	Do.	Fr.	Sa.	So.
TE 1	TE 2	Pause	TE 1	TE 2	Pause	Pause

Mo.	Di.	Mi.	Do.	Fr.	Sa.	So.
TE 1	Pause	TE 2	TE 1	Pause	TE 2	Pause

Drei-Tages-Split

Trainingseinheit	Aufteilungsprinzip		
	Druck/Zug	ohne Prinzip	Antagonisten
Trainingseinheit 1	Brust, Schultern, Trizeps	Brust, Bizeps	Brust, Rücken
Trainingseinheit 2	Beine	Beine, Schultern	Beine, Bauch
Trainingseinheit 3	Rücken, Bizeps, Bauch	Rücken, Trizeps, Bauch	Schultern, Trizeps, Bizeps

Umsetzungsbeispiel

Mo.	Di.	Mi.	Do.	Fr.	Sa.	So.
TE 1	TE 2	TE 3	TE 1	TE 2	TE 3	Pause

Trainingstheorie

Vier-Tages-Split

Trainingseinheit	Aufteilungsprinzip	
	Druck/Zug	ohne Prinzip
Trainingseinheit 1	Brust, Trizeps	Brust, Bizeps
Trainingseinheit 2	Beine	Beine
Trainingseinheit 3	Rücken, Bizeps	Rücken, Bauch
Trainingseinheit 4	Schultern, Bauch	Schultern, Trizeps

Umsetzungsbeispiele

ohne Pausen

Mo.	Di.	Mi.	Do.	Fr.	Sa.	So.	Mo.	Di.
TE 1	TE 2	TE 3	TE 4	TE 1	TE 2	TE 3	TE 4	...

mit Pausen

Mo.	Di.	Mi.	Do.	Fr.	Sa.	So.	Mo.	Di.
TE 1	TE 2	TE 3	TE 4	Pause	TE 1	TE 2	TE 3	...

Fünf-Tages-Split

Trainingseinheit	Aufteilungsprinzip
	Region
Trainingseinheit 1	Brust, Bauch
Trainingseinheit 2	Rücken
Trainingseinheit 3	Beine
Trainingseinheit 4	Schultern, Nacken
Trainingseinheit 5	Bizeps, Trizeps

Umsetzungsbeispiel

	Mo.	Di.	Mi.	Do.	Fr.	Sa.	So.
Morgens	TE 1	TE 3	TE 5	TE 1	TE 3	TE 5	Pause
Abends	TE 2	TE 4	Pause	TE 2	TE 4	Pause	Pause

Die Heavy-Duty-Methode

Das sog. Heavy-Duty-Training (HD) wurde Mitte der 70er-Jahre von dem Bodybuilder Mike Mentzer begründet. Das Heavy-Duty-Training ist sozusagen die Mutter aller Hochintensitätskonzepte (engl.: *high intensity training*, HIT). Hochintensitätskonzepte, oft etwas irreführend als »Ein-Satz-Methode« bezeichnet, beruhen auf dem Grundgedanken, härter, intensiver und dafür kürzer als bei der klassischen Bodybuildermethode zu trainieren. Dafür werden Übungen kombiniert und ohne Pause hintereinander ausgeführt (sog. Supersätze), und die Übungsintensität in jedem einzelnen Satz wird durch Intensivierungstechniken (→ Kap. Methoden zur Intensivierung und Optimierung des Trainings, S. 49ff.) angepasst.

Die Vorteile des Konzepts liegen darin, dass die für einen Trainingseffekt benötigte Ausbelastungsphase mit wesentlich geringeren Trainingsumfängen realisiert werden kann. Dadurch können die Trainingseinheiten kurz gehalten werden. Die Methode eignet sich auch, um im Wechsel mit dem Volumentraining einer Leistungsstagnation zu begegnen.

Der Nachteil liegt in der hohen psychischen und physischen Beanspruchung, da man sich bei jedem Satz bis an die Grenze herankämpfen muss und die intensive Belastung ein erhöhtes Verletzungsrisiko birgt. Daher ist die Methode für Anfänger ungeeignet – das Überbelastungsrisiko ist schlicht zu hoch, und die notwendige Trainingshärtetoleranz für Belastungen im Grenzbereich muss erst erlernt werden.

Die Prinzipien des Heavy-Duty-Trainings

- Das Prinzip des HD-Trainings, nicht mehr Übungen als unbedingt erforderlich durchzuführen, trifft auch auf das Aufwärmen zu. Daher sollte die Aufwärmphase möglichst kurz gehalten werden.
- Von jeder Übung wird nur ein Satz ausgeführt. Ein Satz sollte möglichst als Supersatz – d. h. als Kombination zweier Übungen – ausgeführt werden.
- Ein Supersatz besteht aus einer Isolationsübung und einer Grundübung. Der Hauptmuskel wird mit der Isolationsübung vorermüdet und unmittelbar darauf durch die Grundübung komplett ermüdet. Innerhalb eines Supersatzes wird nicht pausiert.
- Die Übungen werden langsam und kontrolliert ausgeführt: ohne Schwung kontrahieren (positive Phase), im Bewegungsscheitelpunkt kurz pausieren (statische Phase), und das Gewicht kontrolliert wieder absenken (negative Phase).
- Für das HD-Training wird eine Kadenz von 4/2/4 vorgeschlagen – d. h., die konzentrische Phase dauert vier Sekunden, die isometrische zwei und die exzentrische wiederum vier. Alternative Kadenzen sind 2/1/2 oder 3/1/4.
- Die TUT (engl.: *time under tension* = Zeit unter Anspannung), auch Dauer eines Satzes genannt, sollte zwischen 30 und 90 Sekunden pro Satz liegen.
- Zur Intensitätserhöhung werden Intensitätstechniken (→ Kap. Methoden zur Intensivierung und Optimierung des Trainings, S. 49ff.) eingesetzt; sie sollen aber nicht in jedem Training bei allen Sätzen angewandt werden.

Heavy-Duty-Programm 1

Beim klassischen Heavy-Duty-Training werden zwei Grundprogramme unterschieden, ein Einstiegs-und ein Aufbauprogramm. Das Einstiegsprogramm HD 1 besteht aus einem 3er-Split, d.h., das Training der Muskelgruppen ist in drei verschiedene Trainingseinheiten unterteilt, wobei die Zuordnung der Muskeln zu den Trainingseinheiten dem Synergistenprinzip folgt, sodass jeweils gemeinsam arbeitende Muskeln belastet werden. Nach jeder Trainingseinheit wird eine zweitägige Pause eingelegt. Es wird angestrebt, bei jeder Trainingseinheit entweder das Gewicht oder die Wiederholungszahl zu steigern. Wenn sich innerhalb von zwei Trainingszyklen keine Fortschritte mehr einstellen, sollte eine ein- bis zweiwöchige Trainingspause (Dekonditionierungsphase) eingelegt werden. Danach wird eine Isolationsübung pro Trainingstag weggelassen und ein zusätzlicher freier Tag eingeschoben, und das so lange, bis wieder Erfolge zu verzeichnen sind.

Trainingseinheit 1 (Brust/Schulter/Armstrecker)

Region	Aufwärmsätze	Trainingssatz: Supersatz (Isolationsübung + Grundübung)	Pause im Anschluss
Brust	2 Sätze Bankdrücken	Butterfly/Fliegende + Bankdrücken/Schrägbankdrücken	2–3 min
Schultern	2 Sätze Frontdrücken mit der LH	Seitheben vorgebeugt + Frontdrücken (Military Press)	2–3 min
Trizeps	nicht vorgesehen	Kabelzug/Dips + Trizepsdrücken/Bankdrücken eng	

Trainingseinheit 2 (Rücken/Armbeuger)

Region	Aufwärmsätze	Trainingssatz: Supersatz (Isolationsübung + Grundübung)	Pause im Anschluss
Rücken	1 Satz Latziehen eng	Überzüge + Latziehen/Klimmzüge mit engem Untergriff	3–5 min
	nicht vorgesehen	1 Satz Kreuzheben	1–2 min
Armbeuger	nicht vorgesehen	Bizeps-Curls + enge Klimmzüge	

Trainingseinheit 3 (Beine/Bauch)

Region	Aufwärmsätze	Trainingssatz: Supersatz (Isolationsübung + Grundübung)	Pause im Anschluss
Beine	2 Sätze Kniebeugen	Beinstrecken + Kniebeugen oder Beinpresse	2–3 min
	nicht vorgesehen	1 Satz Bein-Curls	1–2 min
	nicht vorgesehen	1 Satz Wadenheben	2–3 min
Bauch	nicht vorgesehen	1 Satz Crunches	

Heavy-Duty-Programm 2

Im Aufbauprogramm HD 2 wird die Intensität weiter erhöht und dafür der Umfang reduziert. Im Gegensatz zum HD 1 wird hier nach dem Antagonistenprinzip trainiert. Intensitätstechniken werden möglichst bei jeder Übung angewandt. Zwischen den Trainingseinheiten liegt jeweils eine Pause von drei bis fünf Tagen.

Trainingseinheit 1 (Brust/Rücken)

Region	Aufwärmsätze	Trainingssatz: Supersatz (Isolationsübung + Grundübung)	Pause im Anschluss
Brust	2 Sätze Bankdrücken	Fliegende mit KH (schräg) + LH-Bankdrücken	2–3 min
Rücken	1 Satz Latziehen eng	KH-Überzüge + Klimmzug mit engem Untergriff	3–5 min
	nicht vorgesehen	Kreuzheben (herkömmliche Art)	

Trainingseinheit 2 (Schultern/Bizeps/Trizeps)

Region	Aufwärmsätze	Trainingssatz: Supersatz (Isolationsübung + Grundübung)	Pause im Anschluss
Schultern	2 Sätze Frontdrücken mit der LH	Seitheben mit KH + Military Press (Frontdrücken)	2–3 min
Bizeps	nicht vorgesehen	Konzentrations-Curls + LH-Curls	1–2 min
Trizeps	nicht vorgesehen	Trizepsdrücken (Pushdowns) + Dips oder Bankdrücken eng	

Trainingseinheit 3 (Beine/Bauch)

Region	Aufwärmsätze	Trainingssatz: Supersatz (Isolationsübung + Grundübung)	Pause im Anschluss
Beine	2 Sätze Beinstrecken	Beinstrecken + Kniebeugen	3–5 min
	nicht vorgesehen	Bein-Curls	1–2 min
	nicht vorgesehen	Wadenheben im Stehen	1–2 min
Bauch	nicht vorgesehen	Crunches	

Die Fitness- oder Kraftausdauermethode

Das Kraftausdauertraining kombiniert Bestandteile des allgemeinen Ausdauertrainings mit denen der lokalen Ausdauer. Entscheidend für die lokale Ausdauer ist die lokale Durchblutung, die von der Zahl und dem Querschnitt der Blutgefäße abhängt, sowie die Struktur des Muskels (Muskelfasertyp). Darüber hinaus gibt es noch eine Reihe von biochemischen Parametern, die von Bedeutung sind, z. B. die Größe der Energiespeicher oder die Laktattoleranz und die Pufferkapazität (→ Kap. Kraftausdauersteigerung, S. 37f.).

Da beim Kraftausdauertraining größere Muskelgruppen belastet werden, arbeitet man mit Grundübungen. Im Unterschied zum Ausdauertraining sind die Lasten so gewählt, dass eine kurzfristige muskuläre Ermüdung eintritt. Das Trainingsprogramm verläuft analog zum Volumenprogramm I (→ S. 53), allerdings ist die Last geringer, und die Wiederholungszahlen sind höher.

Die Prinzipien des Kraftausdauertrainings

- Die Belastungsintensität liegt bei 40 bis 60 % des 1 RM (der maximal zu bewältigenden Last).
- Es werden Zusatzlasten verwendet, die mehr als 20 Wiederholungen zulassen.
- Die Bewegungsgeschwindigkeit ist normal bis zügig.
- Die Pausen werden als lohnende Pausen gestaltet (ca. ein bis zwei Minuten). Es wird keine vollständige Erholung angestrebt.

Bei mehreren Serien und gleichbleibender Last würden die möglichen Wiederholungszahlen zwangsläufig zurückgehen, und das Training wäre weniger effektiv. Um die Wiederholungszahlen konstant zu halten, senkt man daher die Last ab.

Übungsprogramme

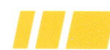
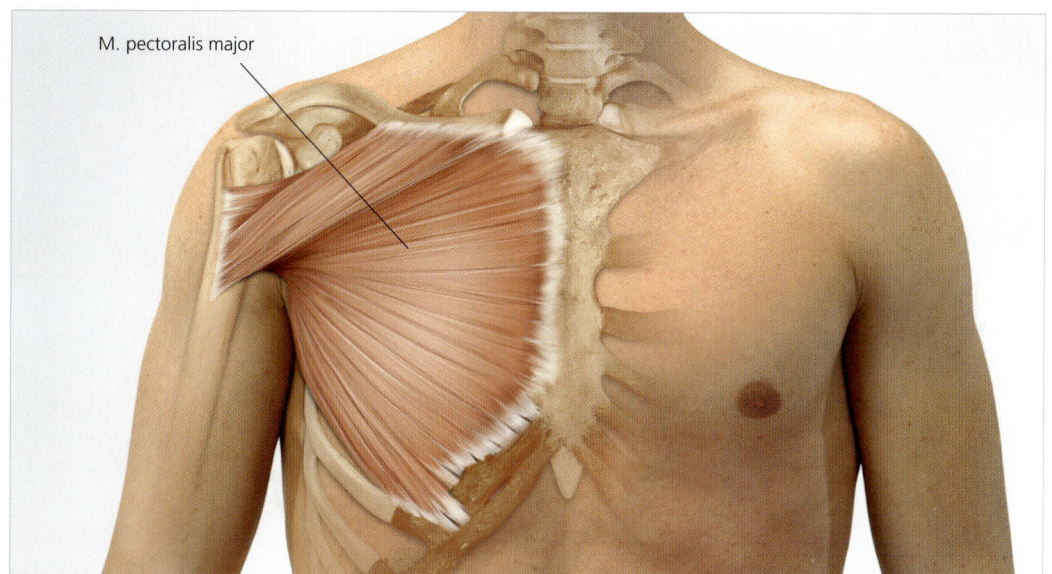

M. pectoralis major

Die Brustmuskulatur

Funktionelle Anatomie

Die Brustmuskulatur besteht aus zwei Schichten, dem oberflächlich gelegenen M. pectoralis major und dem tiefer gelegenen M. pectoralis minor. Der M. pectoralis major zählt zur Schultergelenkmuskulatur, der M. pectoralis minor zur Schultergürtelmuskulatur.

Der M. pectoralis major hat drei Anteile. Mit dem Pars clavicularis entspringt er am Schlüsselbein, mit dem Pars sternocostalis am Brustbein und den oberen Rippen und mit seinem abdominalen Teil an der Rektusscheide der Bauchmuskulatur. Alle Teile treffen sich in einer flächigen Sehne, die an der Vorderseite des Oberarmknochens (Humerus) ansetzt. Dabei kreuzen sich bei herabhängendem Arm die Fasern des M. pectoralis am Oberarm: Die Fasern, die von unten kommen, setzen weiter oben an als die Fasern, die vom Schlüsselbein kommen. Dadurch entsteht ein Bogen, der die vordere Begrenzung der Achselhöhle bildet.

Durch die drei Anteile ergibt sich ein großes Funktionsspektrum des Muskels, das von der Adduktion (Heranziehen) über die Ante- bzw. Retroversion (Vor- und Rückwärtsheben) bis zur Innenrotation (Einwärtsdrehung) des abgespreizten Armes reicht. Während der M. pectoralis major den Oberarm gegenüber dem Thorax und dem Schultergürtel bewegt, stabilisiert der M. pectoralis minor das Schulterblatt und damit den Schultergürtel am Thorax und verhindert somit bei allen stützenden Bewegungen, dass der Schultergürtel sich von Thorax entfernt: Er liegt unterhalb des M. pectoralis major und zieht das Schulterblatt an den Brustkorb und damit den Schultergürtel nach unten.

Brustmuskulatur

Grundübungen

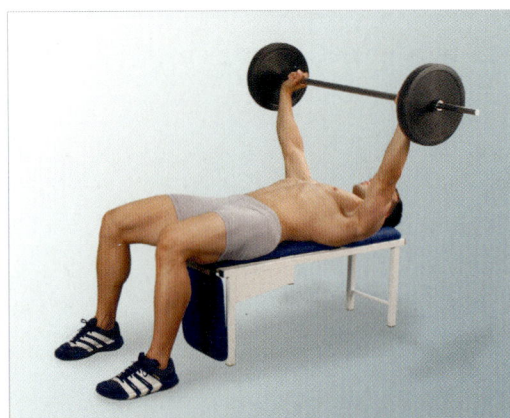 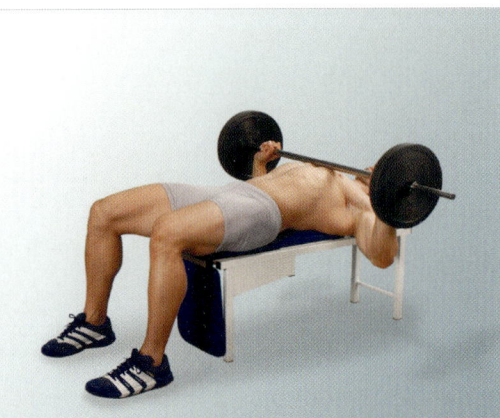

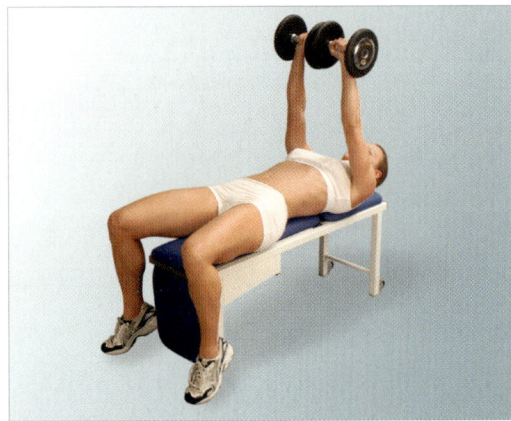 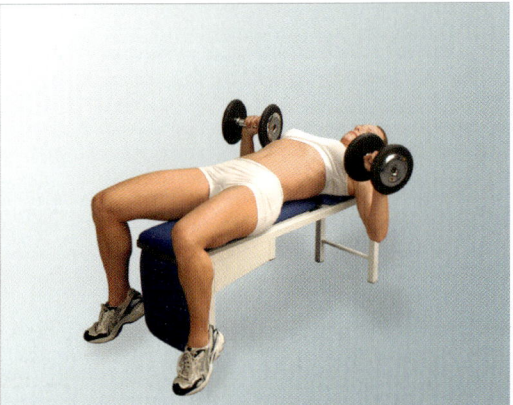

Bankdrücken mit der Langhantel (oben) bzw. Kurzhantel (unten) auf der Flachbank

Bankdrücken

Beim Bankdrücken werden die Arme gegen einen Widerstand in einer nach vorne gerichteten Bewegung von der Brust weggestreckt. Die Kraftübertragung erfolgt über die umschlossene Stange bzw. Griffe, wobei die Griffachse zumeist quer zur Körperlängsachse liegt; die Griffweite kann dabei je nach Trainingsgerät und Übungsziel variieren. Aus der Ausgangsstellung mit gestreckten Armen werden diese so lange gebeugt, bis die (tatsächliche oder gedachte) Griffachse die Brust berührt. Der Berührpunkt liegt in etwa auf der Höhe der Brustwarzen. Anschließend werden die Arme wieder gestreckt. Beim Beugen der Arme wird ein-, beim Strecken ausgeatmet.

Besonderheiten bei den Gerätevarianten

Langhantel Die Stange wird im Obergriff umfasst, der Daumen umschließt die Stange. Die Griffweite sollte so gewählt werden, dass die Unterarme bei rechtwinklig gebeugten Ellenbogengelenken mit der Stange ebenfalls einen rechten Winkel bilden. Die ideale Bewegungsbahn beschreibt einen leichten Halbkreis mit einem kopfwärts gerichteten Krümmungsscheitel.

Kurzhanteln Die Übung ist durch den hohen Stabilisierungsaufwand anspruchsvoll. Es empfiehlt sich, sich die Kurzhanteln von einem Partner reichen zu lassen. Die Hanteln werden im Obergriff gehalten. Die Bewegungsbahn ist gerade nach oben gerichtet, die Hanteln berühren sich im oberen Punkt. Als Variation kann die Griffachse beim Drücken einwärts und beim Senken auswärts gedreht werden.

Kabelzug Bei der Ausführung der Übung am Kabelzug sollte darauf geachtet werden, dass die Bewegung uneingeschränkt möglich ist und die Seilzüge die Arme nicht berühren. Es empfiehlt sich, die Hände am Ende der Drückbewegung zusammenzuführen.

Maschine Die Ausführung an der Maschine ist sehr einfach, da die Bewegungsbahn durch die Maschine vorgegeben ist. Die Maschine sollte so eingestellt sein, dass der Gewichtsstock beim Absenken nicht aufliegt.

Schrägbankdrücken

Beim Schrägbankdrücken werden die Arme gegen einen Widerstand in einer nach schräg vorne oben gerichtete Bewegung von der Brust weggestreckt. Dadurch wird besonders der obere Anteil der Brustmuskulatur belastet. Der tatsächliche bzw. gedachte Berührpunkt liegt oberhalb der Brustwarzen. Ein häufiger Fehler ist das starke Ausweichen in der Lendenwirbelsäule, wodurch der Winkel so verändert wird, dass die Übung wie Bankdrücken auf der Flachbank wirkt.

Besonderheiten bei den Gerätevarianten
→ Bankdrücken

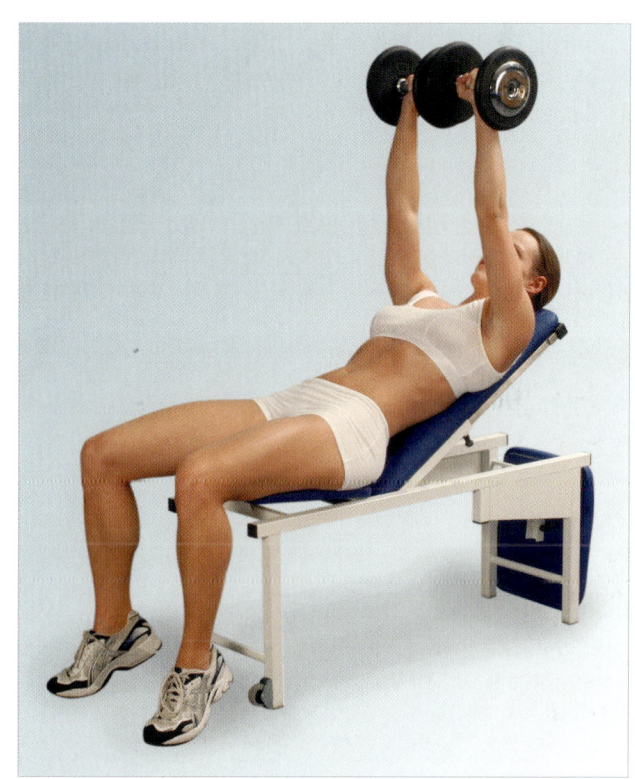

Schrägbankdrücken mit Kurzhanteln

Brustmuskulatur

Decline-Drücken

Beim Decline-Drücken bzw. Decline-Bankdrücken werden die Arme gegen einen Widerstand in einer nach schräg vorne unten gerichteten Bewegung von der Brust weggestreckt. Dadurch wird besonders der untere Anteil der Brustmuskulatur belastet. Der tatsächliche bzw. gedachte Berührpunkt der Brust liegt unterhalb der Brustwarzen.

Besonderheiten bei den Gerätevarianten

→ Bankdrücken (S. 64f.)

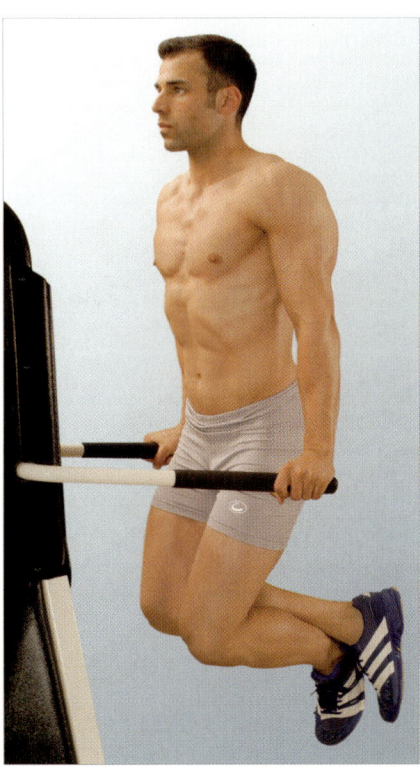

Dips an Dip-Holmen

Dips

Bei den Dips wird der gesamte Körper durch ein fußwärts gerichtetes Absenken und anschließendes Hochdrücken bewegt. Die Kraftübertragung erfolgt über Griffe, die mit den Händen umschlossen werden, wobei die Griffachsen sagittal, d. h. nach vorne gerichtet sind. In der Ausgangsstellung sind die Arme gestreckt. Anschließend werden die Arme so weit gebeugt, bis die Griffachse auf Höhe der Brust liegt. Dann werden die Arme wieder gestreckt. Beim Beugen der Arme wird ein-, beim Strecken ausgeatmet. Üblicherweise werden Dips an speziellen Dip-Holmen oder am Barrenende durchgeführt. Um den Schwierigkeitsgrad zu senken, kann ein Partner durch Griff an der Hüfte unterstützen.

Besonderheiten bei den Gerätevarianten

Kurzhantel Die Übung kann durch das Anhängen einer Kurzhantel bzw. Gewichtsscheibe an einen speziellen Gürtel erschwert werden.

Kabelzug Mithilfe eines von unten geführten und an einem speziellen Gürtel fixierten Kabelzuges kann die Belastung erhöht werden.

Maschine Dip-Maschinen unterstützen die Bewegung; dabei kniet man auf einem Schlitten, an dem ein Gewicht zieht.

Überzüge

Bei Überzügen werden die gebeugten Arme gegen einen Widerstand aus der Überkopfposition Richtung Hüfte gezogen. Die Hände beschreiben dabei einen Halbkreis. Wie weit der Zug geht, hängt von Trainingsgerät ab. Die Kraftübertragung erfolgt über die umschlossenen Stangen bzw. Griffe, wobei die Griffachse zumeist quer zur Körperlängsachse liegt; die Griffweite kann variieren, ohne dass der Charakter der Übung sich ändert. Beim Nach-oben-Führen der Arme wird ein-, beim Herabführen ausgeatmet.

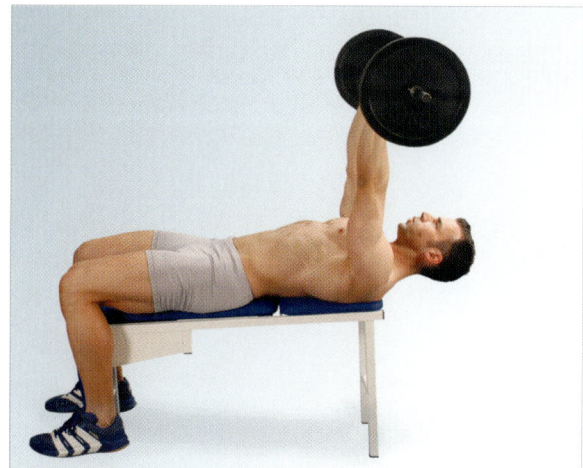

Besonderheiten bei den Gerätevarianten

Lang- und Kurzhantel Diese Übung kann in Rückenlage auf der Bank durchgeführt werden. Die Langhantel wird im Obegriff, die Kurzhantel(n) im Hammergriff gehalten. Es ist sinnvoll, sich die Hantel von einem Partner angeben zu lassen. In der Ausgangsposition wird die Hantel mit gestreckten Armen in der Luft gehalten. Bei Absenken hinter den Kopf werden die Arme gebeugt. Im Extremfall wird die Hantel unter Aufbau einer Bogenspannung maximal abgesenkt.

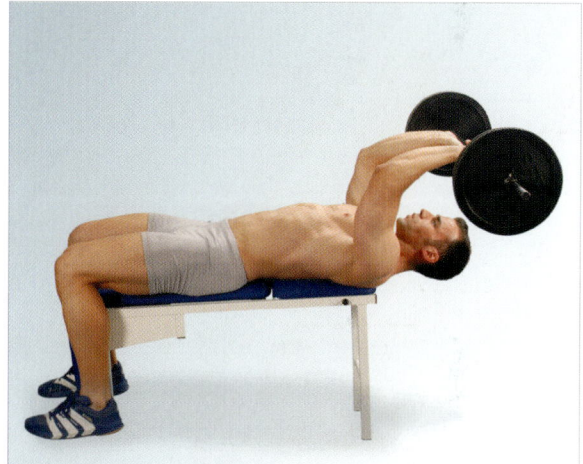

Kabelzug Üblicherweise wird diese Übung im Knien auf einer Matte durchgeführt, wobei man am besten entweder ein kurzes Tau oder eine Seilzugstange, die eine Hammergriff ermöglicht, wählt.

Maschine Achten Sie beim Training an der Überzugmaschine auf eine korrekte Sitzeinstellung: Schulterachse und Drehachse des Gerätes sollten übereinstimmen.

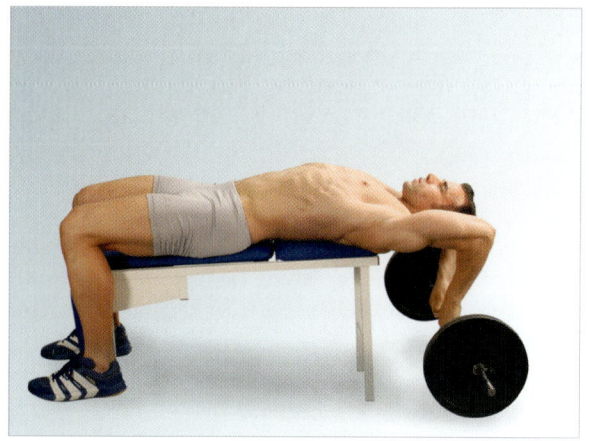

Überzüge mit der Langhantel

Brustmuskulatur

Isolationsübungen

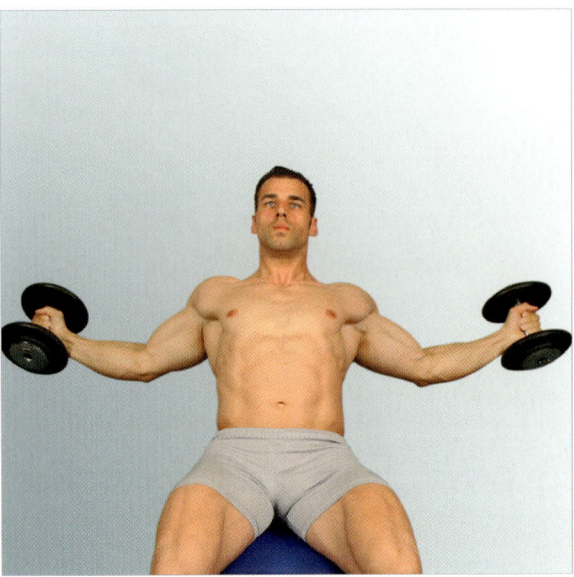

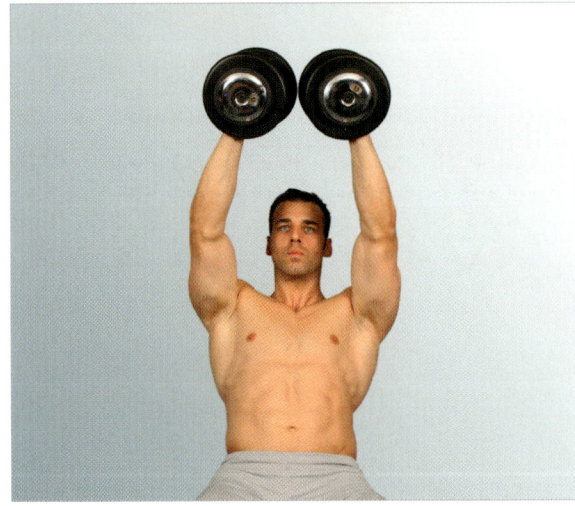

Endpositionen der Arme bei den Flys mit Kurzhanteln

Fliegende Bewegung (Flys)

Bei der fliegenden Bewegung werden die leicht gebeugten Arme gegen einen Widerstand aus einer abduzierten (seitlich abgespreizten) Haltung vor der Brust zusammengeführt. Die Hände beschreiben dabei einen Halbkreis. In der Endstellung sind die Arme nahezu gestreckt. Die Kraftübertragung erfolgt über die umschlossenen Stangen bzw. Griffe, wobei die Griffachse in der Regel parallel zur Körperlängsachse liegt. Beim Auseinanderführen der Arme wird ein- und beim Zusammenführen ausgeatmet.

Besonderheiten bei den Gerätevarianten

Kurzhanteln Die Übung wird im Liegen auf einer Flachbank durchgeführt. Es ist sinnvoll, sich die Hanteln von einem Partner geben und nach Abschluss wieder abnehmen zu lassen. Bei der Ausführung können die Hanteln beim Nachvorne- bzw. Nach-oben-Bringen nach außen rotiert werden (Hammergriff).

Kabelzug Für diese Übung benötigt man zwei Kabelzüge, die von außen oben ziehen. Zur Ausführung befestigt man jeweils einen Griff an den Seilzügen und fasst erst den einen und holt sich dann den anderen. Ausgeführt wird die Übung vorgebeugt in der Schrittstellung, wobei die Kabel nach seitlich oben und hinten verlaufen. Beim Nach-vorn-Bringen zieht man die leicht gebeugten Arme vor der Brust über Kreuz.

Maschine Die Übung kann an sog. Butterfly-Maschinen ausgeführt werden. Diese verfügen entweder über Griffe oder gepolsterte Holme. Die Griffe werden bei leicht gebeugten Armen im Hammergriff gefasst. Bei Holmen werden die Ellenbogen gebeugt, und die Unterarme liegen an den Polstern an.

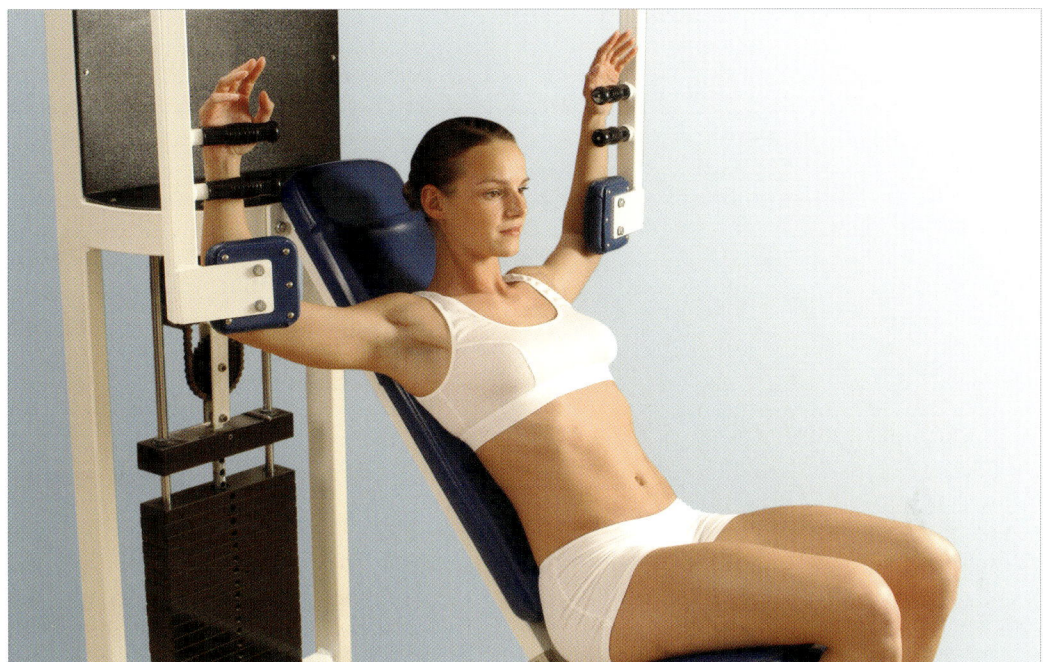

Incline Flys an der Maschine

Incline Flys

Bei den Incline Flys werden die Arme in einer schräg nach oben gerichteten Bewegung nach vorne gebracht. Dadurch wird der obere Anteil der Brustmuskulatur verstärkt belastet. Bis auf die Körperhaltung entspricht die Ausführung den Flys.

Besonderheiten bei den Gerätevarianten

→ Fliegende Bewegung/Flys

Decline Flys

Bei den Decline Flys werden die Arme in einer schräg nach unten gerichteten Bewegung nach vorne gebracht. Dadurch wird der untere Anteil der Brustmuskulatur verstärkt belastet. Bis auf die Körperhaltung entspricht die Ausführung den Flys.

Besonderheiten bei den Gerätevarianten

→ Fliegende Bewegung/Flys

Brustmuskulatur

Alle Übungen auf einen Blick

Grundübungen

Übung	Durchführung mit Trainingsmittel			
	Langhantel	Kurzhantel	Kabelzug	Maschine
Bank-drücken	✔	✔	✔ liegend/sitzend	✔ Maschinenpresse (liegend/sitzend)
Schrägbank-drücken	✔	✔	✔ liegend/sitzend	✔ Maschinenpresse (liegend/sitzend)
Decline-Drücken	✔	✔	✔ / ✘	✔ Maschinenpresse (liegend/sitzend)
Dips	✘	✔ am Barren oder Holm mit KH am Gürtel	✔ gegen Kabel-zugwiderstand am Gürtel	✔ unterstützte Dips
Überzüge	✔	✔	✔ kniend	✔ Pull-over

Isolationsübungen

Übung	Durchführung mit Trainingsmittel			
	Langhantel	Kurzhantel	Kabelzug	Maschine
fliegende Bewegung (Flys)	✘	✔	✔ vorgebeugt/ sitzend; wird über Kreuz geführt	✔ Butterfly-Maschine
Incline Flys	✘	✔ auf der Schrägbank	✔ Schrägbank; Kbz wird von schräg unten geführt	✔ Butterfly-Maschine
Decline Flys	✘	✔ auf der Decline-Bank	✔ Schrägbank; Kbz von oben über Kreuz geführt	✔ Butterfly-Maschine

✔ = möglich   ✘ = nicht möglich   ✔ / ✘ = möglich, aber unüblich

Programme

Volumenprogramm I (Einsteiger)

Prinzip: nur Grundübungen

Übung	Intensität	Satzzahl	Wieder-holungen	Bewegungs-tempo/Kadenz	Pausen-länge
Grundübung (z. B. Bankdrücken)	50–70 %	3–5	8–15	normal, kontrolliert	2–3 min

Volumenprogramm II (Fortgeschrittene)

Prinzip: zwei Übungen pro Muskelgruppe (Grundübung + Isolationsübung)

Übung	Intensität	Satzzahl	Wieder-holungen	Bewegungs-tempo/Kadenz	Pausen-länge
Grundübung (z. B. Bankdrücken)	60–80 %	4–6	8–12	langsam	2 min
Isolationsübung (z. B. fliegende Bewegung mit KH)	60–70 %	3–5	8–12	langsam	2 min

Prinzip: Supersätze (Grundübung + Isolationsübung ohne Pause)

Übung	Intensität	Satzzahl	Wieder-holungen	Bewegungs-tempo/Kadenz	Pausen-länge
Grundübung + Isolationsübung im Anschluss (z. B. Bankdrücken + Butterfly)	60–80 %	5	je 8–12	langsam	2–3 min

Brustmuskulatur

Volumentraining III (Profis)

Prinzip: drei Grundübungen + eine Isolationsübung (= vier Übungen für
die große Muskelgruppe)

Übung	Intensität	Satzzahl	Wieder-holungen	Bewegungs-tempo/Kadenz	Pausen-länge
Grundübung I (z. B. Bankdrücken)	60–80 %	4	8–12	normal	1–2 min
Grundübung II (z. B. Schrägbankdrücken)	60–80 %	3	8–12	langsam	1–2 min
Grundübung III (z. B. Kabelzüge über Kreuz)	50–70 %	3	6–10	langsam	1–2 min
Isolationsübung (z. B. Butterfly)	50–70 %	3	6–8	sehr langsam	1–2 min

Heavy-Duty-Programm

Prinzip: Supersatz (Isolationsübung + Grundübung)

Übung	Intensität	Satz-zahl	Wieder-holungen	Bewegungs-tempo/Kadenz	Pausen-länge
Supersatz: Isolationsübung + Grundübung (z. B. Überzüge + Latziehen eng)	70–80 %	1	6–10 + Intensivie-rungstechnik	sehr langsam; 4/2/4	2–3 min

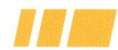
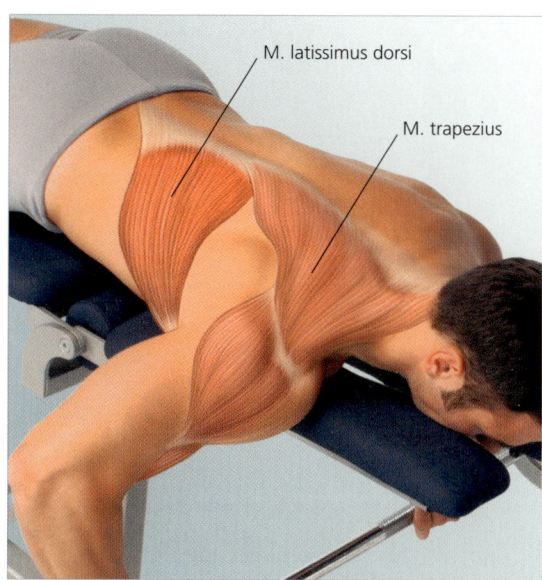

Die oberflächlich gelegene Rückenmuskulatur

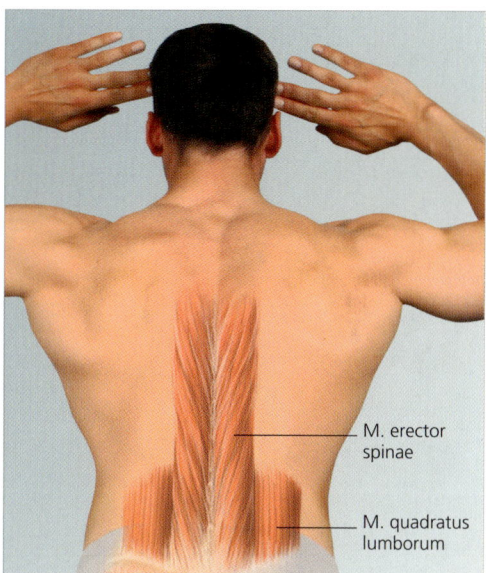

Die wirbelsäulenstabilisierende Rückenmuskulatur

Funktionelle Anatomie

Bei der Rückenmuskulatur unterscheiden wir zwischen wirbelsäulenstabilisierenden Muskeln (auto-chthone Rückenmuskulatur), den Muskeln des Schultergürtels und den Muskeln des Schultergelenks. Die Muskeln des M. erector spinae verbinden den Beckenring, die Wirbelsäule sowie die Rippen und den Schädel miteinander und ermöglich somit die aufrechte Haltung.

Die Muskeln des Schultergürtels verbinden Wirbelsäule und Brustkorb mit dem Schüsselbein (M. trapezius) sowie mit dem Schulterblatt (Mm. rhomboidei, M. trapezius Pars ascendens und Pars transversus). Ihre Funktion besteht darin, den Schultergürtel gegenüber dem Rumpf zu fixieren, insbesondere bei allen ziehenden Bewegungen der Arme.

Eine Vielzahl der Rückenmuskeln des Schultergelenks ist dafür zuständig, den Schultergürtel mit dem Oberarm zu verbinden (M. infraspinatus, M. teres major, M. teres minor, M. subscapularis). Ihre Funktion besteht hauptsächlich darin, den abgespreizten Arm an den Rumpf zu ziehen und den Arm im Schultergelenk nach außen oder innen zu rotieren.

Der größte oberflächlich gelegene Muskel ist der M. latissimus dorsi, der, von Becken, Lende und Brustwirbeln kommend, den Oberarm heran- und zurückzieht und nach innen rotiert. Als größter flächiger Muskel des menschlichen Körpers sorgt er für die Ausprägung der idealtypischen Rücken-form (V-Form).

Grundübungen

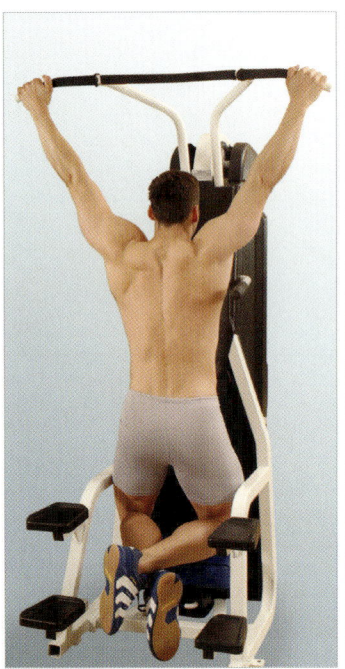 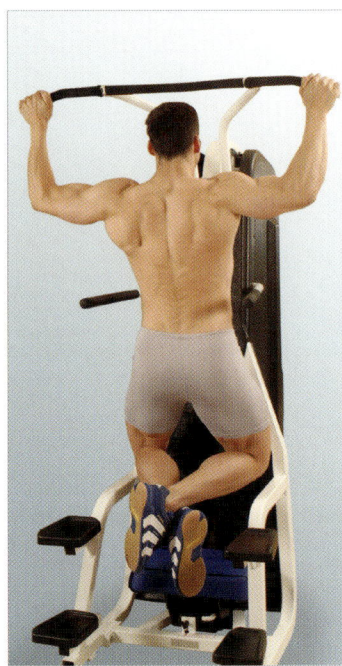 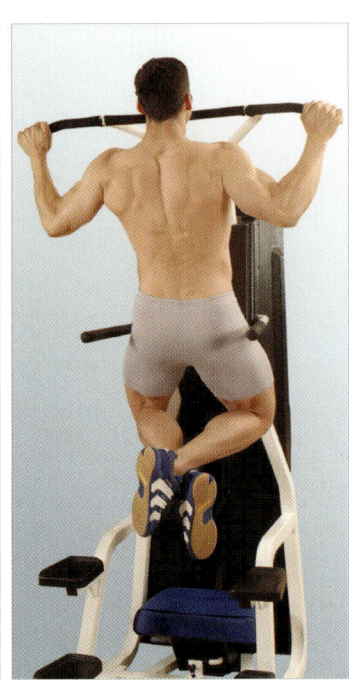

Klimmzug im Ristgriff an der Klimmzugstange

Klimmzüge

Bei den Klimmzügen wird der gesamte Körper mit den Armen nach oben gezogen, also in der Regel mit dem Körpergewicht gearbeitet. Dabei werden die Hände etwas mehr als schulterbreit gehalten und umfassen eine Stange im Obergriff. Aus der Ausgangsposition mit gestreckten Armen werden die Arme gebeugt, bis das Kinn die Stange erreicht. Dann wird der Körper wieder abgesenkt. Die Bewegung erfolgt langsam und kontrolliert. Bei fehlender Bodenfreiheit und zur Verbesserung der Rumpfspannung können die Knie angewinkelt werden. Als erleichternde Variante kann beim Klimmzug auch der Untergriff eingesetzt werden.

Besonderheiten bei den Gerätevarianten

Kurzhantel Um die Intensität der Übung durch ein Zusatzgewicht zu steigern, werden Kurzhanteln bzw. Hantelscheiben an einem Gewichthebergürtel oder Ähnlichem angebracht.

Maschine Bei dieser Variante können Klimmzüge unter erleichterten Bedingungen durchgeführt werden. Ein beweglicher Schlitten, auf dem der Übende kniet, unterstützt die Bewegung.

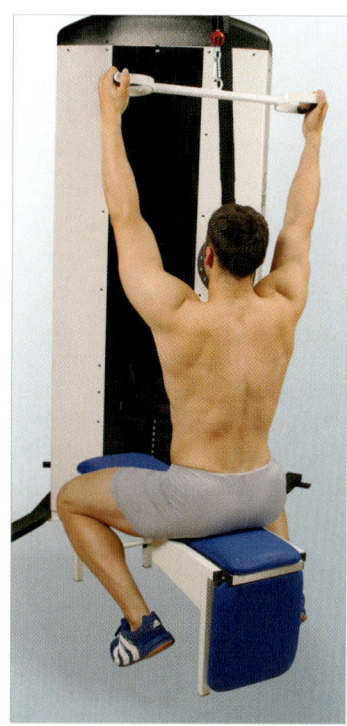 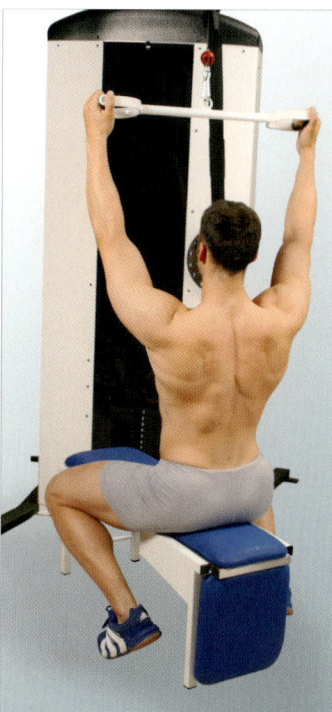 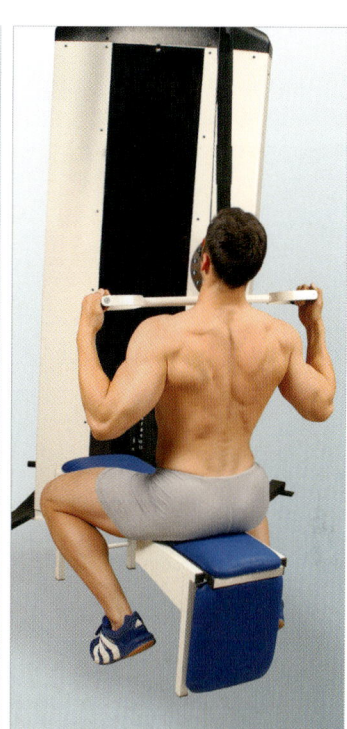

Latziehen im Hammergriff an der Maschine

Latziehen

Das Latziehen entspricht in der Bewegung den Klimmzügen, allerdings hat man sowohl in der Ausführung als auch in der Höhe der Zusatzlast eine größere Variationsbreite. Neben dem Zug in den Nacken kann man die Stange auch zur Brust ziehen. Dadurch wird neben dem M. latissimus verstärkt der M. trapezius mittrainiert. Beim Griff kann man zwischen weit und eng sowie zwischen Ober- und Untergriff variieren. Beim weiten Griff wird verstärkt der M. latissimus, beim engen Griff die Armbeuger belastet. Im Untergriff haben die beteiligten Muskeln einen günstigeren Hebel und von daher eine größere Kraftwirkung.

Besonderheiten bei den Gerätevarianten

Kabelzug Die Ausführung mit dem Kabelzug bietet die Möglichkeit, verschiedene Griffe und Stangen zu verwenden und die Übung somit zu variieren.

Maschine Viele Geräte bieten die Möglichkeit, die Übung im Sitzen durchzuführen und dabei die Oberschenkel unter einer verstellbaren Barriere zu fixieren, um dann mit höheren Lasten als dem Körpergewicht zu arbeiten.

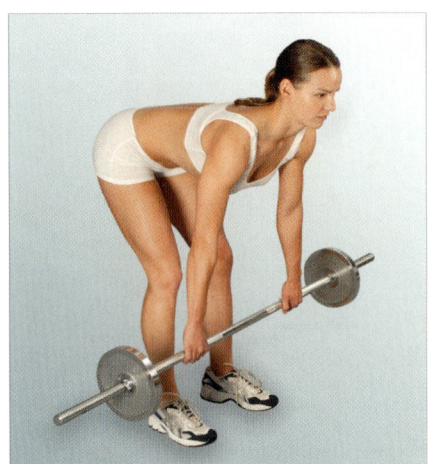

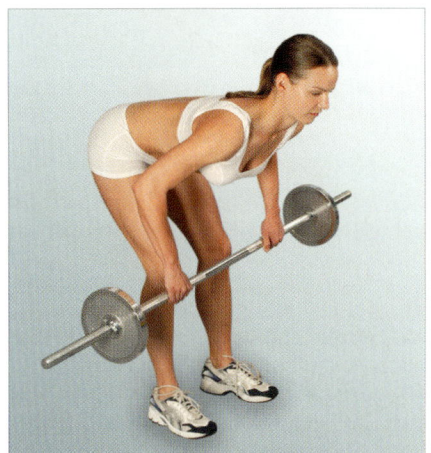

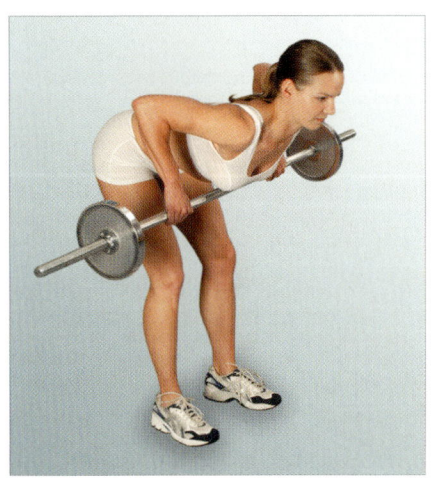

Rudern

Bei dieser Übung werden die Arme mit dem Gewicht aus einer gestreckten Ausgangsposition in Richtung Brust gezogen, und zwar so, dass am Ende der Bewegung entweder die Brust berührt wird oder die gedachte Linie zwischen den Griffen auf Höhe der Brust ist. Abschließend werden die Arme gestreckt. Griff und Griffart variieren je nach Trainingsgerät.

Besonderheiten bei den Gerätevarianten

Langhantel Mit der Langhantel kann diese Übung in verschiedenen Varianten ausgeführt werden. Bei der ersten hält man die Langhantel im Stand mit dem Obergriff vor den Oberschenkeln gefasst und zieht sie dann bis kurz unterhalb der Brusthöhe. Bei der zweiten Variante (Rudern vorgebeugt) sind Knie und Hüfte gebeugt, und man zieht die Hantel von knapp über dem Boden zur Brust.

Eine andere Möglichkeit ist es, eine Olympiahantel nur auf einer Seite zu bestücken. Die Hantel wird so auf den Boden gelegt, dass die Stange in Längsrichtung zwischen den Beinen des Trainierenden liegt und die Scheiben etwa zehn Zentimeter vor den Fußspitzen sind. Aus der vorgebeugten Position zieht man die Hantel auf der bestückten Seite Richtung Brust. Die Hände fassen dabei im Hammergriff das Ende der Hantelstange. Die unbestückte Seite bleibt am Boden liegen und bildet durch die Auflage ein Drehgelenk.

Kabelzug Rudern mit dem Kabelzug erfolgt zumeist sitzend mit gebeugten Beinen und Abstützung über die Füße. Der Griff kann je nach verwendeter Zugstange variiert werden. Wichtig ist es, in der Endphase des Zuges die Schultern zurückzunehmen (Brust raus) und möglichst nicht ins Hohlkreuz zu gehen.

Maschine Maschinen bieten häufig den Vorteil eines verstellbaren Brustauflagepolsters, das dazu dient, den unteren Rücken zu entlasten. Wichtig ist es, das Polster so einzustellen, dass der Gewichtsstock bei gestreckten Armen weder aufliegt noch aufschlägt.

Rudern vorgebeugt

Bankziehen

Das Bankziehen ist die dem Bankdrücken entgegengesetzte Bewegung. Dabei liegt man bäuchlings auf einer Bank und greift eine Langhantel, die unter der Bank liegt, in etwas mehr als schulterbreitem Obergriff. Auf geradem Weg wird die Hantel Richtung Brust bis zur Bank hochgezogen und anschließend wieder abgesenkt. Prinzipiell kann die Übung analog auch mit zwei Kurzhanteln durchgeführt werden.

Die Zielmuskeln beim Bankziehen sind der M. latissimus dorsi (breiter Rückenmuskel) und die unter dem M. tapezius gelegenen Rautenmuskeln

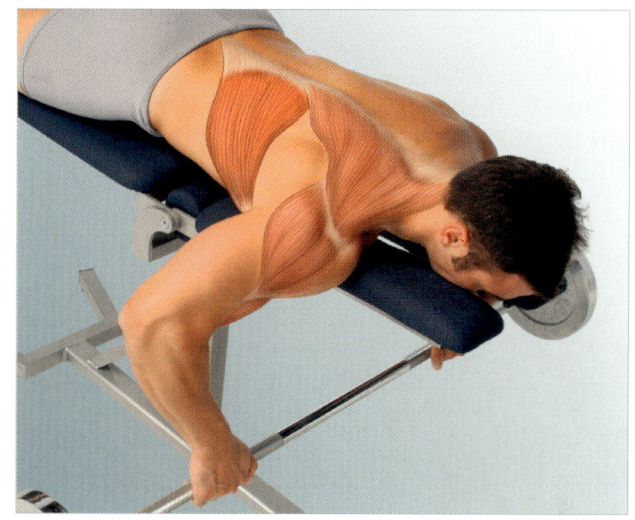

Einarmiges Rudern

Diese Übung ist die einarmige Variante des vorgebeugten Ruderns. Dabei verwendet man eine Bank zum Abstützen der entgegengesetzten Seite. Bei gestreckten Armen sollte die Last weder aufliegen noch aufschlagen.

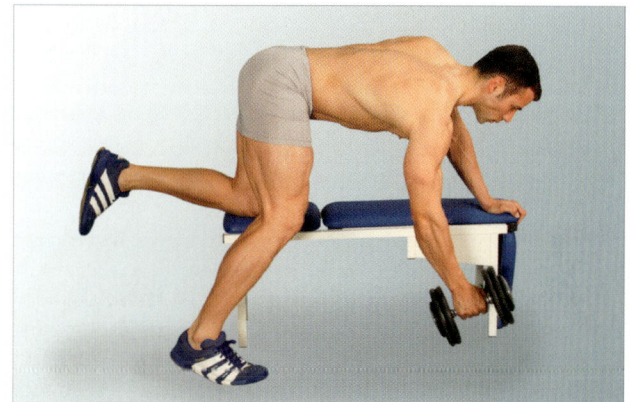

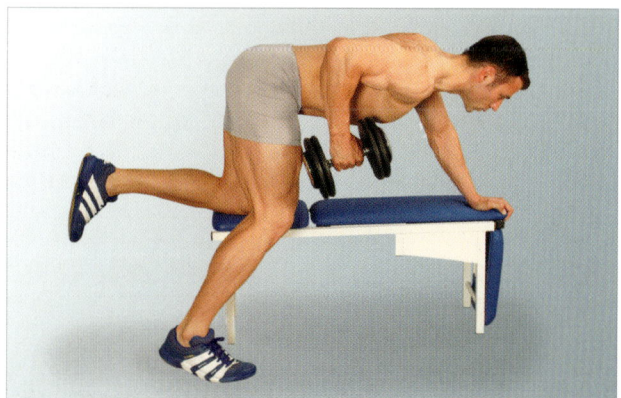

Anfangs- und Endstellung beim einarmigen Rudern

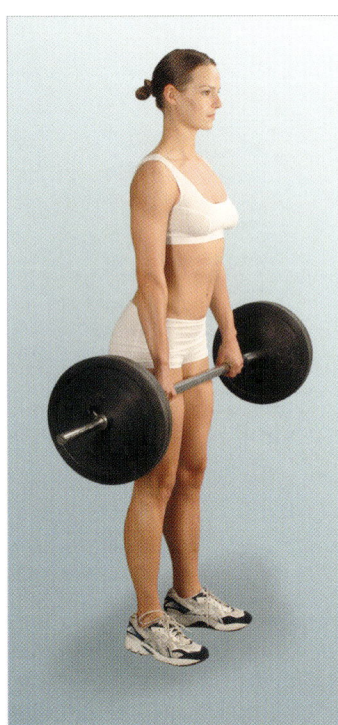 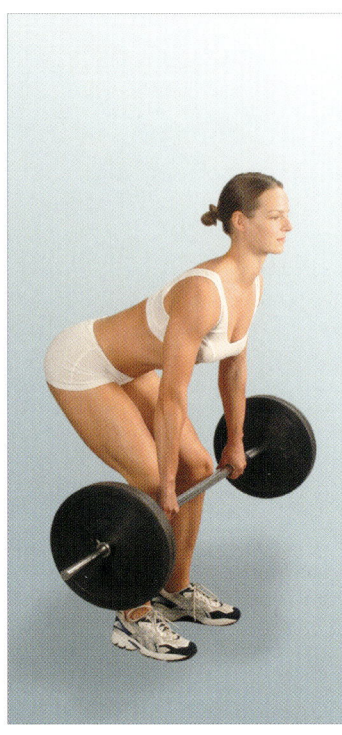 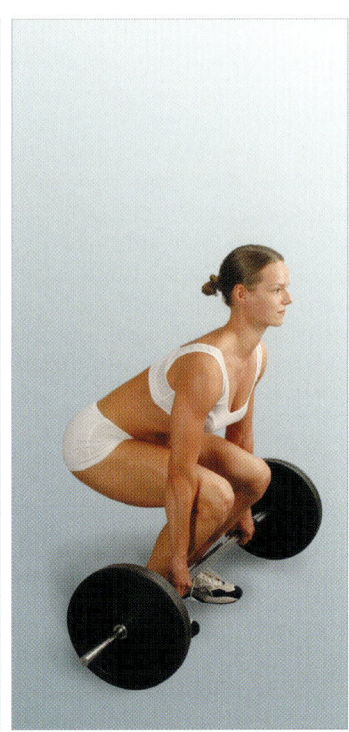

Das Kreuzheben als Komplexübung für den ganzen Körper ist eine klassische Übung des Kraftsports.

Kreuzheben

Das Kreuzheben gehört zu den zentralen Grundübungen. Dabei verwendet man am besten eine Langhantel mit großen Scheiben (z. B. Olympiahantel). Bei der Ausgangsposition liegt die Langhantel auf dem Boden, die Schienbeine sind etwa fünf Zentimeter von der Stange entfernt und die Sprung-, Knie- und Hüftgelenke gleichzeitig gebeugt. Die Hantel wird neben den Schienbeinen im Obergriff gefasst und entlang der Beinvorderseite bis zum aufrechten Stand nach oben gezogen. Der Rücken bleibt dabei vollkommen gerade. Anschließend wird die Hantel auf demselben Weg wieder bis auf den Boden abgesenkt. Diese Übung ist sehr anspruchsvoll und sollte nur von erfahrenen Sportlern durchgeführt werden. Bei falscher Durchführung drohen Rückenschäden. Es empfiehlt sich, nach Möglichkeit einen Stützgürtel (Gewichthebergürtel) einzusetzen. Zum besseren Halt wird bei sehr hohen Lasten gerne der Zwiegriff (eine Hand im Ober-, eine im Untergriff) eingesetzt. Im Wettkampf werden darüber hinaus Griffriemen verwendet.

Überzüge

→ Kap. Brustmuskulatur (S. 67)

Isolationsübungen

Reverse Flys und Seitheben vorgebeugt

Bei den Reverse Flys werden die abduzierten Arme aus der Vorhalte gegen einen Widerstand aus der Ausgangsstellung vor der Brust bis auf Höhe der Körperebene nach hinten geführt. Die Arme sind dabei je nach Variante nahezu gestreckt oder rechtwinklig gebeugt.

Besonderheiten bei den Gerätevarianten

Kurzhanteln Für die Ausführung mit Kurzhanteln gibt es drei Varianten. Bei der ersten Variante legt man sich bäuchlings auf eine hohe Flachbank und führt aus einer Ausgangsposition mit hängenden Armen die Hanteln mit gestreckten Armen nach seitlich oben. Bei der zweiten Variante führt man die Bewegung im Stand mit vorgebeugtem Oberkörper und gebeugten Beinen durch. Bei der dritten Variante sitzt man, der Oberkörper ist vorgebeugt.

Kabelzug Hierzu verwendet man zwei Kabelzüge, die von außen und unten geführt werden. Der Oberkörper ist vorgebeugt, die Beine stehen entweder parallel oder in Schrittstellung. Die gestreckten Arme werden aus der Ausgangsstellung (über Kreuz) nach außen und oben geführt. Als Variante kann man auch – wie beim einarmigen Rudern – aus einer sitzenden, vorgebeugten und abgestützten Position einen Kabelzug, der von unten geführt ist, zu Brust heranziehen.

Maschine Es gibt zwei Varianten: Bei der einen werden die Griffhebel von außen gefasst, bei der anderen erfolgt die Kraftübertragung über die Außenseite der rechtwinklig gebeugten Arme.

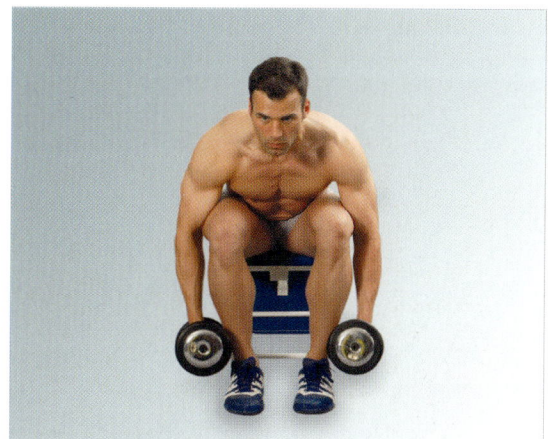

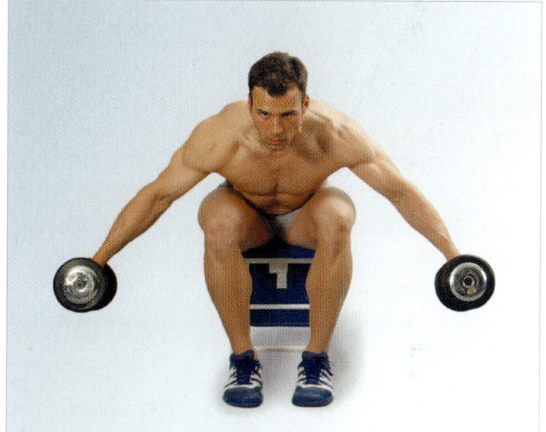

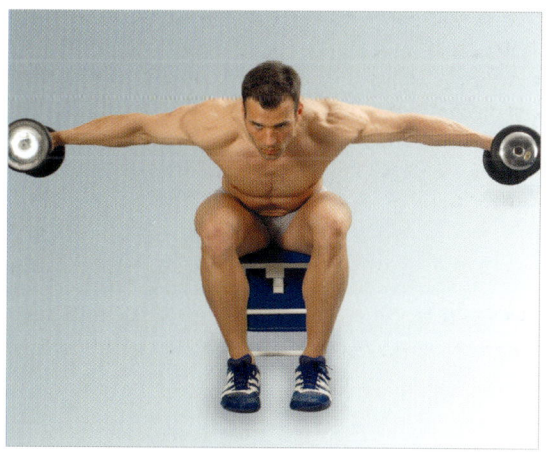

Beim Seitheben sind die Zielmuskeln der M. latissimus dorsi (breiter Rückenmuskel) und die tief gelegenen Rautenmuskeln.

Rückenmuskulatur

Alle Übungen auf einen Blick

Grundübungen

Übung	Durchführung mit Trainingsmittel			
	Langhantel	Kurzhantel	Kabelzug	Maschine
Klimmzüge	✗	✔ mit KH am Gürtel	✔ Widerstandserhöhung durch Kabelzug am Gürtel	✔ Klimmzugmaschine
Latziehen	✗	✗	✔ zur Brust oder in den Nacken	✔ Latmaschine
Rudern	✔ vorgebeugt mit LH oder Bankziehen	✔ einarmiges Rudern (abgestützt)	✔ sitzend/stehend; über Kreuz; einarmiges Rudern	✔ Rudermaschine
Kreuzheben	✔	✗	✔	✔
Überzüge	✔	✔	✔ kniend	✔ Pull-over

Isolationsübungen

Übung	Durchführung mit Trainingsmittel			
	Langhantel	Kurzhantel	Kabelzug	Maschine
Reverse Flys	✗	✔ Bauchlage	✔	✔ Butterfly-Maschine
Seitheben	✗	✔ vorgebeugt	✔	✔ Butterfly-Maschine

✔ = möglich   ✗ = nicht möglich   ✔ / ✗ = möglich, aber unüblich

Programme

Volumenprogramm I (Einsteiger)

Prinzip: nur Grundübungen

Übung	Intensität	Satzzahl	Wieder-holungen	Bewegungs-tempo/Kadenz	Pausen-länge
Grundübung (z. B. Rudern)	50–70 %	5	8–15	normal, kontrolliert	2–3 min

Volumenprogramm II (Fortgeschrittene)

Prinzip: zwei Übungen pro Muskelgruppe (Grundübung + Isolationsübung)

Übung	Intensität	Satzzahl	Wieder-holungen	Bewegungs-tempo/Kadenz	Pausen-länge
Grundübung (z. B. Latziehen)	60–80 %	4–6	8–12	langsam	2 min
Isolationsübung (z. B. Seitheben vorgebeugt)	60–70 %	3–5	8–12	langsam	2 min

Prinzip: Supersätze (Grundübung + Isolationsübung ohne Pause)

Übung	Intensität	Satzzahl	Wieder-holungen	Bewegungs-tempo/Kadenz	Pausen-länge
Grundübung + Isolationsübung im Anschluss (z. B. Rudern + Reverse Flys)	60–80 %	5	je 8–12	langsam	2–3 min

Volumentraining III (Profis)

Prinzip: drei Grundübungen + eine Isolationsübung (= vier Übungen für die große Muskelgruppe)

Übung	Intensität	Satzzahl	Wieder-holungen	Bewegungs-tempo/Kadenz	Pausen-länge
Grundübung I (z. B. Latziehen zur Brust)	60–80 %	4	8–12	normal	1–2 min
Grundübung II (z. B. Rudern)	60–80 %	3	8–12	langsam	1–2 min
Grundübung III (z. B. Überzüge)	50–70 %	3	6–10	langsam	1–2 min
Isolationsübung (z. B. Reverse Flys)	50–70 %	3	6–8	sehr langsam	1–2 min

Heavy-Duty-Programm

Prinzip: Supersatz (Isolationsübung + Grundübung ohne Pause)

Übung	Intensität	Satzzahl	Wieder-holungen	Bewegungs-tempo/Kadenz	Pausen-länge
Supersatz: Isolationsübung + Grundübung (z. B. Reverse Flys + Rudern)	70–80 %	1	6–10 + Intensivie-rungstechnik	sehr langsam	2–3 min

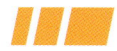

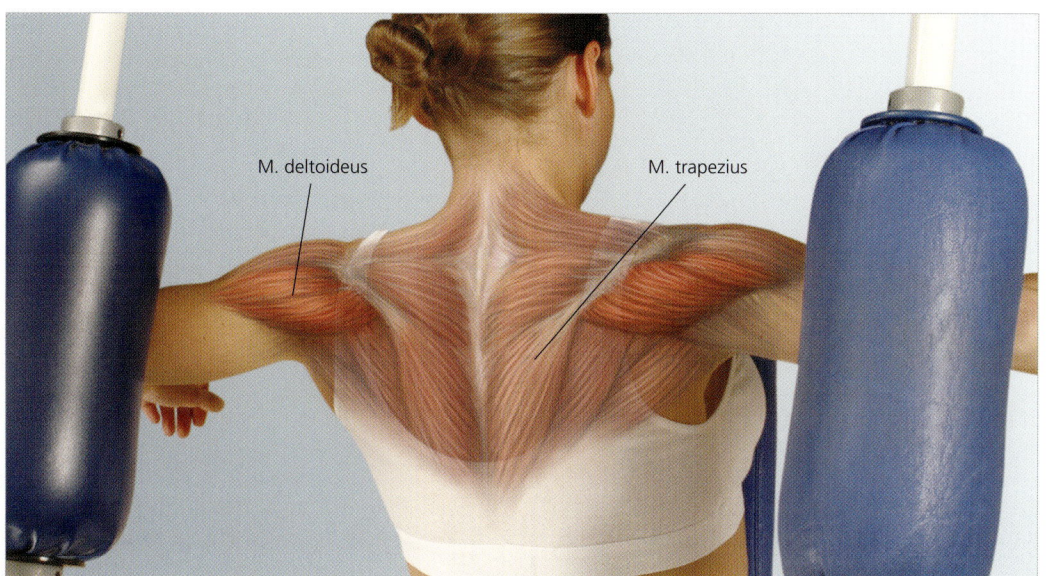

Schulter- und Nackenmuskulatur

Funktionelle Anatomie

Die Schultermuskulatur ist die Muskulatur, die den Oberarm im Schultergelenk stabilisiert und bewegt.

Die Schultermuskulatur lässt sich in zwei Gruppen unterteilen: zum einen in den kräftigen Bewegungsmuskel M. deltoideus, der das Schultergelenk wie eine Kappe überzieht, zum anderen in die tiefer liegenden Muskeln der Rotatorenmanschette. Diese besteht aus vier Muskeln (M. subscapularis, M. supraspinatus, M. infraspinatus und M. teres minor), welche den Oberarmkopf in der Gelenkpfanne drehen und stabilisieren.

Die Nackenmuskulatur verbindet Hals- und obere Brustwirbelsäule miteinander und ermöglicht mit ihrem Zug das Anheben des Schultergürtels sowie die Rotation und Beugung der Halswirbelsäule. Hauptfunktionsmuskel ist der M. trapezius (Pars descendens), der vom M. levator scapulae unterstützt wird. Der mittlere (Pars transversus) und untere (Pars ascendens) Anteil des M. trapezius zählen funktionell eher zur Rückenmuskulatur.

Grundübungen

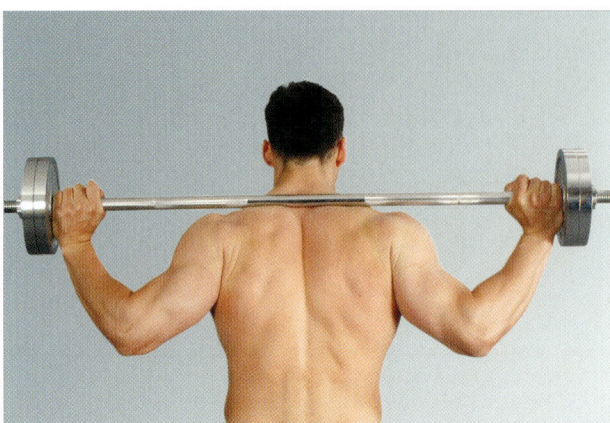

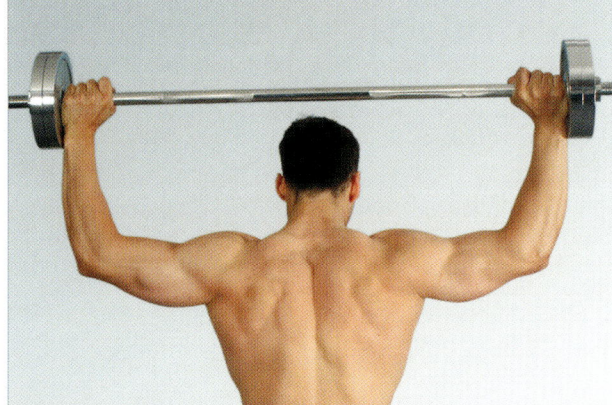

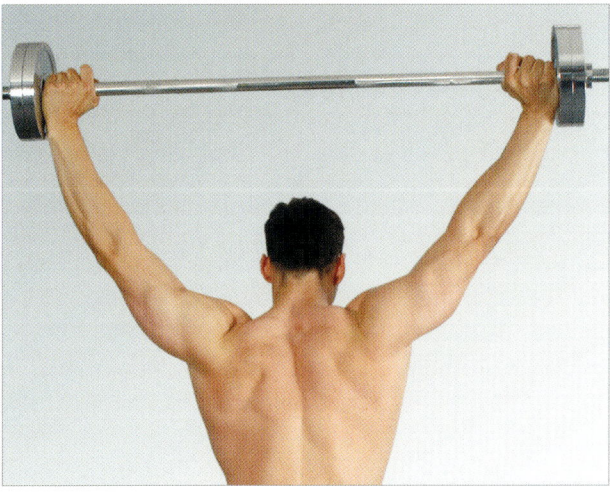

Nackendrücken

Bei dieser Übung werden die Arme aus einer gebeugten Position vollständig nach oben über den Kopf gestreckt. In der Ausgangsposition sind die Hände so positioniert, dass die verwendete Stange (oder die gedachte Linie zwischen den Griffen) den Schultergürtel im Bereich des Nackens berührt.

Besonderheiten bei den Gerätevarianten

Langhantel Die Hantel wird im Obergriff umfasst und liegt in der Ausgangsposition auf den Schultern bzw. im Nacken auf. Die Griffweite ist über schulterbreit. Die Übung kann im Stehen oder im Sitzen (mit und ohne Rückenlehne) durchgeführt werden.

Kurzhanteln Die Variante mit Kurzhanteln bietet die Möglichkeit, eine halbrunde Bewegungsbahn auszuführen. Die Hanteln berühren sich am Ende der Streckung. Als Variante können die Hanteln bei Strecken vom Hammer- in den Obergriff rotiert werden.

Maschine bzw. geführte Hantel Maschinen führen häufig in eine nach vorne oben gerichtete Bewegungsbahn. Alternativ kann man das Nackendrücken auch an einer geführten Langhantel absolvieren.

Nackendrücken an der Langhantel

Frontdrücken (Military Press)

Diese Übung entspricht dem Nackendrücken, allerdings wird die Last nicht im Nacken, sondern auf der oberen Brust abgesenkt.

Besonderheiten bei den Gerätevarianten

Langhantel Die Hantel wird im Obergriff umfasst und liegt in der Ausgangsposition oberhalb der oberen Brust, etwa auf Schulterhöhe. Die Griffweite ist mehr als schulterbreit. Die Übung kann im Stehen oder im Sitzen (mit und ohne Rückenlehne) durchgeführt werden.

Kurzhantel Bei der Verwendung von Kurzhanteln kann man die Bewegungsbahn bogenförmig gestalten, sodass die Hanteln sich im oberen Punkt berühren.

Maschine bzw. geführte Hantel Die Schulterpresse bietet die Möglichkeit, die Bewegungsrichtung zu variieren. Durch eine veränderte Oberkörperhaltung kann auch nach vorne oben gedrückt werden.

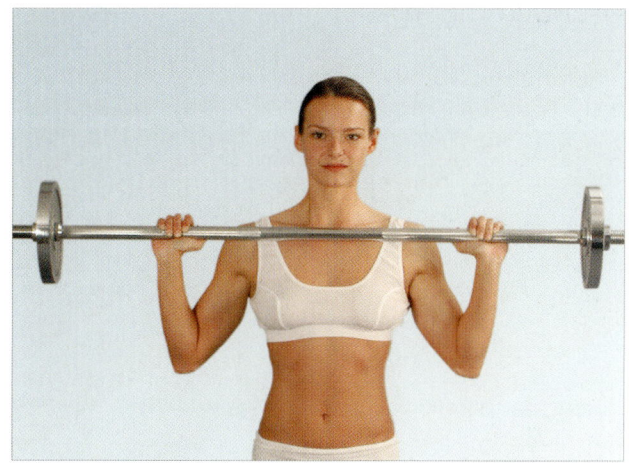

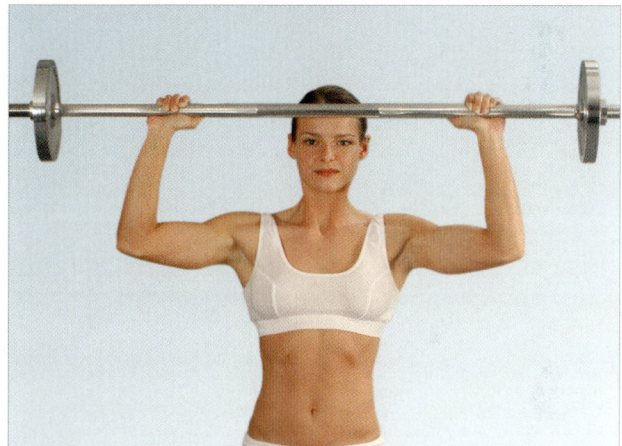

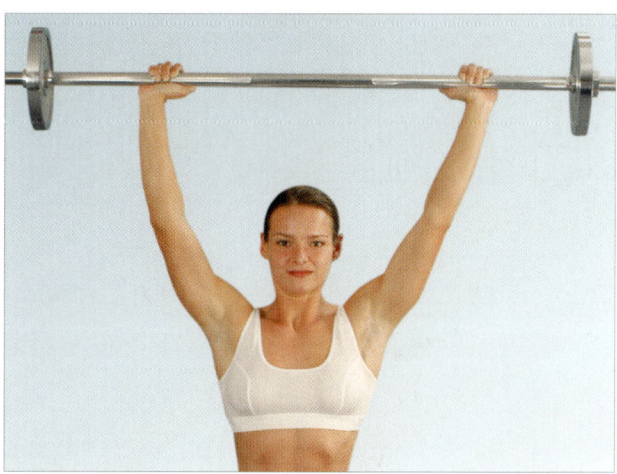

Frontdrücken an der Langhantel

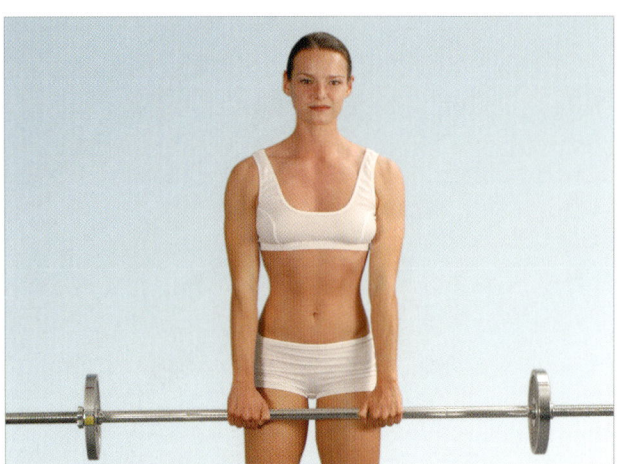

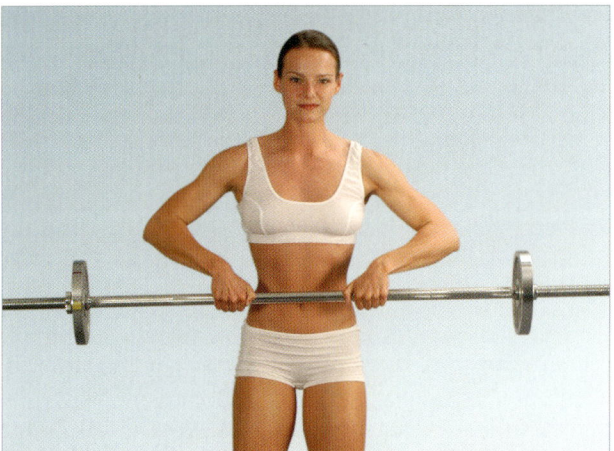

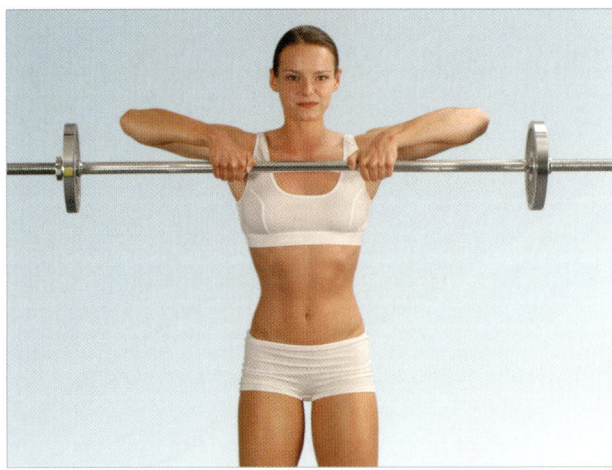

Rudern stehend

Beim Rudern stehend werden die vor dem Körper nach unten gestreckten Arme kopfwärts bis auf Höhe der Brust gezogen.

Besonderheiten bei den Gerätevarianten

Langhantel Die Langhantel wird im engen Obergriff im Stand vor den Oberschenkeln gehalten. Anschließend wir sie entlang der Rumpfvorderseite nach oben gezogen.

Kurzhantel Die Ausführung entspricht der Langhantelvariante.

Kabelzug Man verwendet eine kurze Stange und einen Kabelzug, der von unten geführt wird.

Rudern stehend mit der Langhantel

Isolationsübungen

Schulterheben

Bei dieser Übung werden die Schultern aktiv nach oben gezogen. Durch die Widerstandsgabe erfolgt ein Zug an den gestreckten Armen.

Besonderheiten bei den Gerätevarianten

Langhantel In der Ausgangsposition wird die Hantel im Stand vor der Oberschenkelvorderseite im Obergriff gehalten. Die Hände fassen die Stange neben den Beinen. Beim Zug gleitet die Hantel an der Oberschenkelvorderseite nach oben.

Kurzhanteln Die Übung kann im Stand oder im Sitzen durchgeführt werden. Die Hanteln werden im Hammergriff gehalten. Die Schultern werden bei gestreckten Armen maximal angehoben und nach kurzem Halten wieder abgesenkt.

Kabelzug Man verwendet einen Kabelzug, der von unten geführt wird, und zieht mit einer Zugstange oder mit zwei Kabelzügen und Griffen seitlich am Körper nach oben.

Maschine bzw. geführte Hantel Bei Maschinen kann man oft im Hammergriff neben den Beinen fassen, dadurch befinden sich die Schultern in der Körperebene und damit in einer günstigeren Ausgangsposition. Als Variante kann die Übung auch mit einer geführten Hantel absolviert werden.

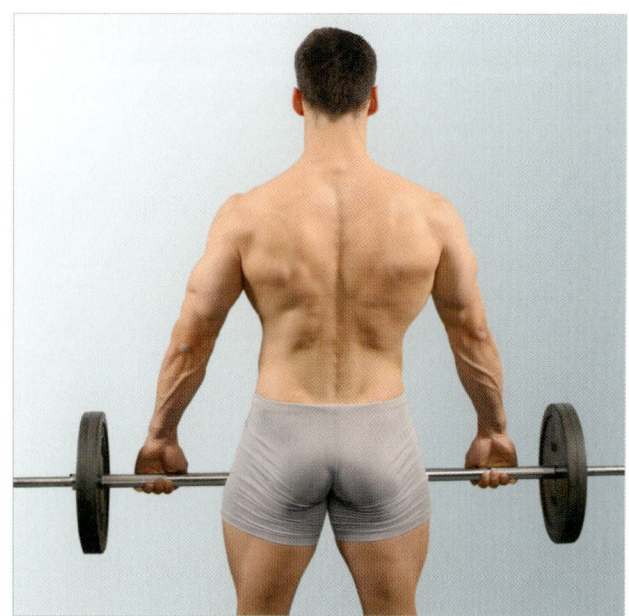

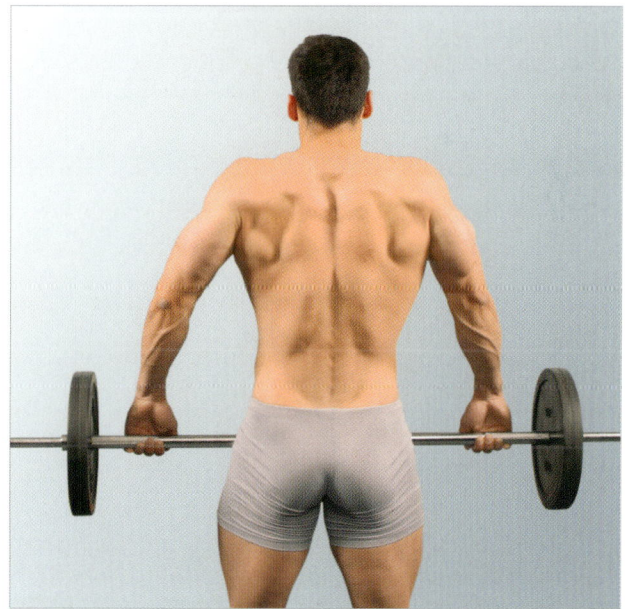

Ausgangs- und Endstellung beim Schulterheben mit der Langhantel

Schulter- und Nackenmuskulatur

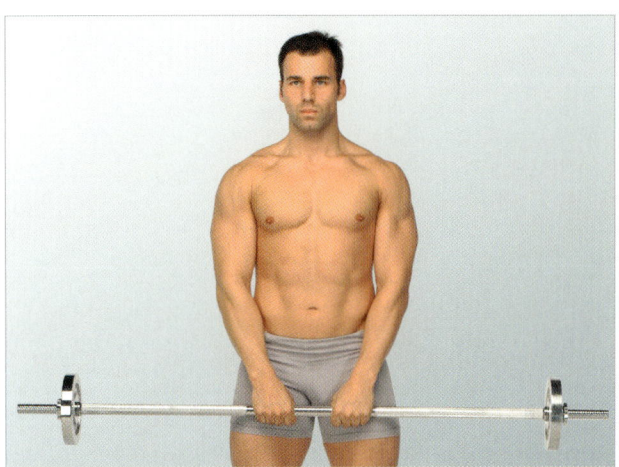

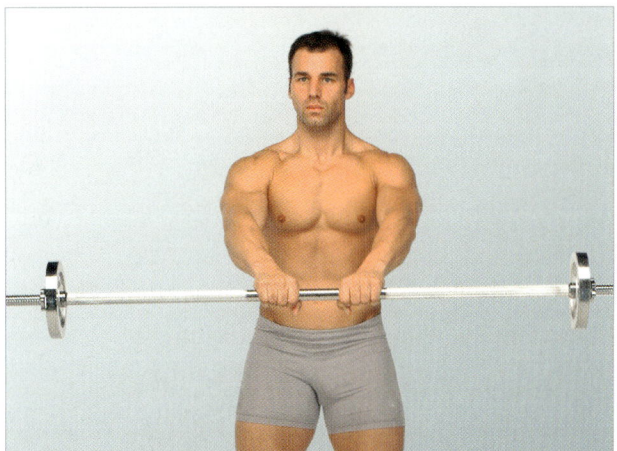

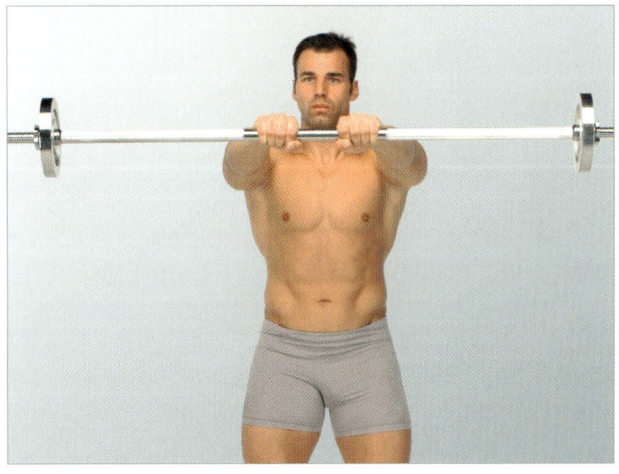

Frontheben

Beim Frontheben werden die gestreckten Arme aus einer körpernahen Position vor dem Rumpf nach vorne oben geführt. Nach dem Erreichen der Horizontale werden die Arme wieder in die Ausgangsposition abgesenkt.

Besonderheiten bei den Gerätevarianten

Langhantel Die Hantel wird beidhändig eng im Obergriff gefasst. Um einen stabileren Stand zu erreichen, empfiehlt es sich, die Beine leicht zu beugen.

Kurzhanteln Bei Verwendung von Kurzhanteln gibt es zwei Varianten. Bei Variante eins werden zwei Kurzhanteln aus einer Position neben den Oberschenkeln gleichzeitig oder im Wechsel nach oben geführt. Alternativ kann eine Hantel mit beiden Händen im Übergriff gefasst werden.

Kabelzug Bei der Verwendung eines Kabelzugs benutzt man einen von unten zwischen den Beinen verlaufenden Kabelzug und hebt eine daran befestigte Stange an.

Frontheben mit der Langhantel

Seitheben

Bei dieser Übung werden die leicht gebeugten Arme aus einer Position neben oder vor den Oberschenkeln nach seitlich oben gehoben und anschließend wieder abgesenkt. In der Endposition befinden sich die Arme auf Schulterhöhe. Eine Variante ist das einarmige Seitheben – dabei wird die Übung aus einem stabilen Stand einarmig durchgeführt.

Besonderheiten bei den Gerätevarianten

Kurzhanteln Bei der klassischen Ausführung werden Kurzhanteln eingesetzt, die im Hammergriff gehalten werden. Die Übung kann entweder aus einer aufrechten Position oder in der leichten Vorbeuge durchgeführt werden.

Kabelzug Man verwendet zwei Kabelzüge, die von außen und unten geführt werden. Der Oberkörper ist vorgebeugt, die Beine stehen entweder parallel oder in Schrittstellung. Die Arme werden aus der Ausgangsposition (vorgehalten über Kreuz) nach seitlich oben geführt.

Maschine Bei den Maschinenübungen erfolgt die Kraftübertragung über die Außenseite der rechtwinklig gebeugten Arme.

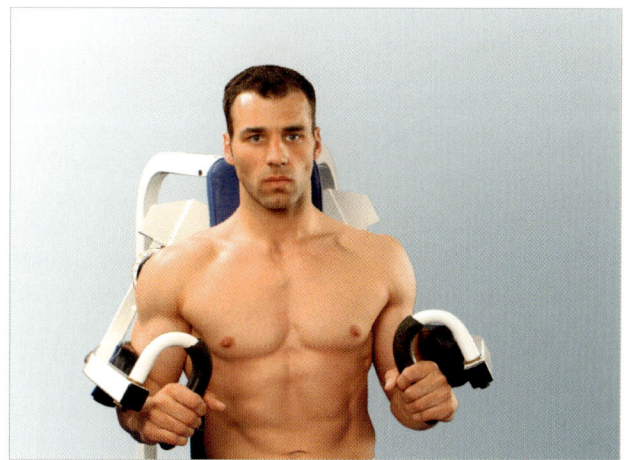

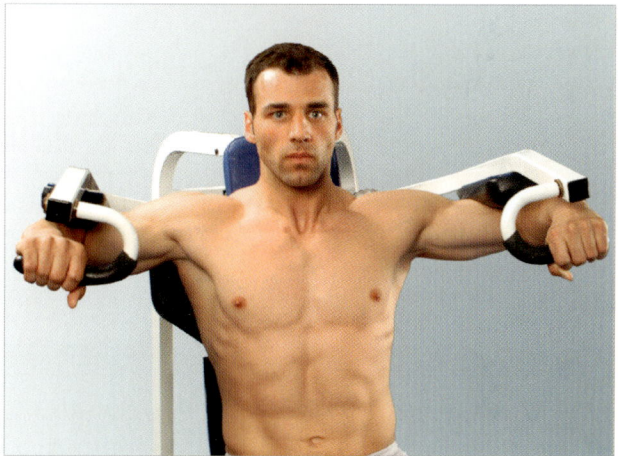

Ausgangs- und Endstellung beim Seitheben an der Maschine

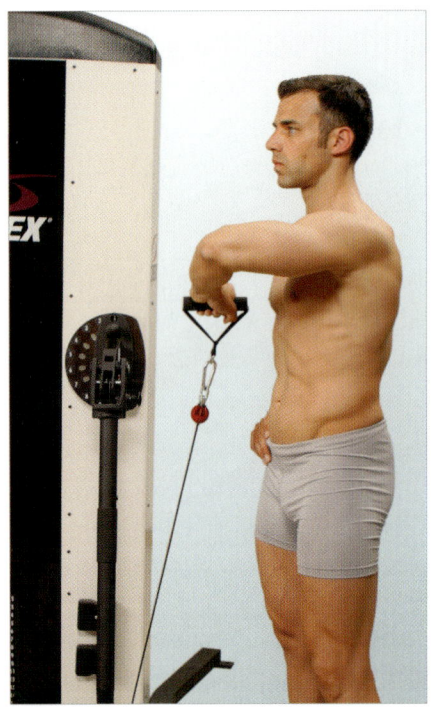

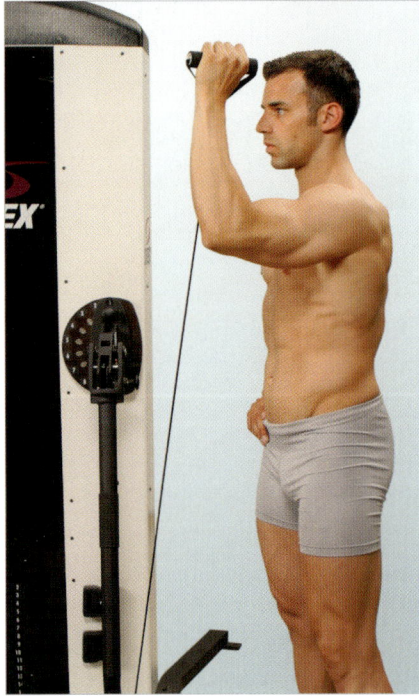

Schulteraußenrotation

Bei dieser Übung ist der Arm im Ellenbogengelenk gebeugt, und der Oberarm wird im Schultergelenk nach außen rotiert.

Besonderheiten bei den Gerätevarianten

Langhantel In der Ausgangsstellung (Stand) hält der Trainierende eine Langhantel mit im Schultergelenk abgespreizten und im Ellenbogengelenk rechtwinklig gebeugten Armen vor dem Rumpf. Dann werden die Oberarme so im Schultergelenk gedreht, dass die Unterarme in die Waagrechte gebracht werden.

Kurzhantel Der Trainierende liegt seitlich auf der Hantelbank und greift mit gebeugtem Arm eine Kurzhantel. Nun wird der Unterarm bei am Rumpf angelegtem Oberarm bis zur Horizontalen nach außen gedreht und anschließend wieder abgesenkt.

Kabelzug Die Übung wird im Stehen durchgeführt. Der zu trainierende Arm wird gebeugt in der Vorhalte gehalten, der Unterarm befindet sich in der Waagrechten. Der Kabelzug zieht seitlich und waagrecht. Nun wird der Arm im Schultergelenk so rotiert, dass der Unterarm sich von der Waagrechten in die Senkrechte bewegt.

Nackenstrecken

Beim Nackenstrecken wird die Halswirbelsäule gegen einen Widerstand aus der gebeugten Position gestreckt. Diese Übung ist wegen ihres Schädigungspotenzials nur bedingt zu empfehlen, obwohl gelegentlich noch Maschinen im Einsatz sind, die genau diese Bewegung verlangen.

Ausgangs- und Endstellung bei der Schulteraußenrotation am Kabelzug

Alle Übungen auf einen Blick

Grundübungen

Übung	Durchführung mit Trainingsmittel			
	Langhantel	Kurzhantel	Kabelzug	Maschine
Nackendrücken	✔	✔	✔ / ✘	✔ Schulterpresse
Frontdrücken	✔ Military Press	✔ Arnold Press	✔ / ✘	✔ Schulterpresse
Rudern stehend	✔	✔ KH-Heben	✔ Frontziehen	✔ an geführter Hantel

Isolationsübungen

Übung	Durchführung mit Trainingsmittel			
	Langhantel	Kurzhantel	Kabelzug	Maschine
Schulterheben	✔	✔	✔ von unten	✔ alternativ an geführter LH
Frontheben	✔	✔ im Übergriff	✔	✘
Seitheben	✘	✔	✔ beidseitig über Kreuz oder einarmig	✔
Schulteraußenrotation	✔	✔	✔	✔ / ✘
Nackenstrecken	✘	✘	✔ / ✘	✔

✔ = möglich   ✘ = nicht möglich   ✔ / ✘ = möglich, aber unüblich

Programme

Volumenprogramm I (Einsteiger)

Prinzip: nur Grundübungen

Übung	Intensität	Satzzahl	Wieder-holungen	Bewegungs-tempo/Kadenz	Pausen-länge
Grundübung (z.B. Nackendrücken)	70 %	5	8–15	normal, kontrolliert	2–3 min

Volumenprogramm II (Fortgeschrittene)

Prinzip: zwei Übungen pro Muskelgruppe (Grundübung + Isolationsübung)

Übung	Intensität	Satzzahl	Wieder-holungen	Bewegungs-tempo/Kadenz	Pausen-länge
Grundübung (z.B. Military Press)	60–80 %	4–6	8–12	langsam	2 min
Isolationsübung (z.B. Schulterheben)	60–70 %	3–5	8–12	langsam	2 min

Prinzip: Supersätze (Grundübung + Isolationsübung ohne Pause)

Übung	Intensität	Satzzahl	Wieder-holungen	Bewegungs-tempo/Kadenz	Pausen-länge
Grundübung + Isolationsübung im Anschluss (z. B. Rudern stehend + Frontheben)	70 %	5	je 8–12	langsam	2–3 min

Volumentraining III (Profis)

Prinzip: drei Grundübungen + eine Isolationsübung (= vier Übungen für
die große Muskelgruppe)

Übung	Intensität	Satzzahl	Wieder-holungen	Bewegungs-tempo/Kadenz	Pausen-länge
Grundübung I (z. B. Nackendrücken)	60–80 %	4	8–12	normal	1–2 min
Grundübung II (z. B. Rudern stehend)	60–80 %	3	8–12	langsam	1–2 min
Grundübung III (z. B. Military Press)	50–70 %	3	6–10	langsam	1–2 min
Isolationsübung (z. B. einarmiges Seit-heben am Kabelzug)	50–70 %	3	6–8	sehr langsam	1–2 min

Heavy-Duty-Programm

Prinzip: Supersatz aus Isolationsübung + Grundübung

Übung	Intensität	Satzzahl	Wieder-holungen	Bewegungs-tempo/Kadenz	Pausen-länge
Supersatz: Isolationsübung + Grundübung (z. B. Seitheben und Military Press)	70–80 %	1	6–10 + Intensivie-rungstechnik	sehr langsam	2–3 min

Oberarmmuskulatur

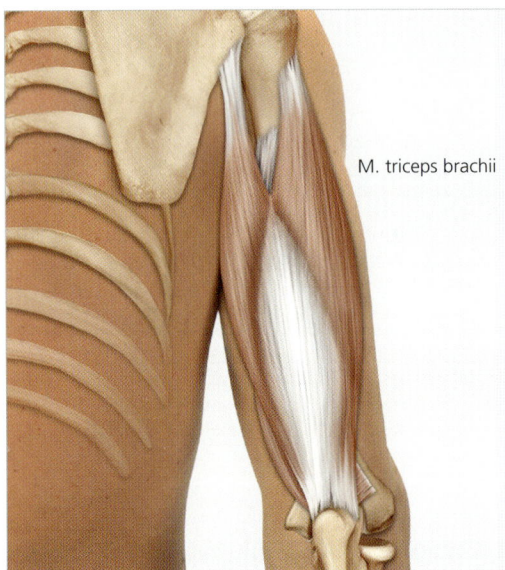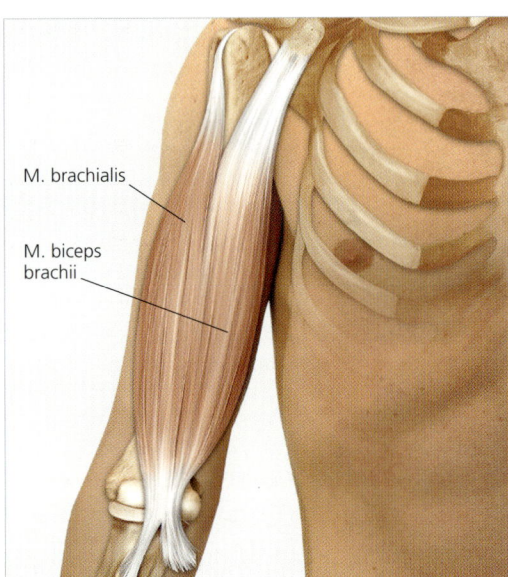

M. triceps brachii

M. brachialis

M. biceps
brachii

Hintere und vordere Oberarmmuskulatur

Funktionelle Anatomie

Die Oberarmmuskulatur wird strukturell in den vorderseitig und den rückseitig gelegenen Teil unterschieden.

Dominante Struktur des vorderen Teils ist der M. biceps brachii, der mit seinen beiden Köpfen das Schulterblatt mit dem Unterarm verbindet. Seine Hauptfunktion ist die Beugung im Ellenbogengelenk, wobei er von dem eingelenkigen M. brachialis und dem Unterarmmuskel M. brachioradialis unterstützt wird. Im Schultergelenk bewirkt der M. biceps brachii zusammen mit dem M. deltoideus ein Anheben des Armes nach vorne oben. Die Bewegung, bei der der M. biceps brachii maximal kontrahiert, lässt sich durch die Bewegungsbahn eines Kinnhakens beschreiben.

Auf der Oberarmrückseite befindet sich der M. triceps brachii, der mit einem Kopf das Schultergelenk überzieht und den Arm nach hinten führt. Zusammen mit den beiden kurzen Köpfen, die ihren Ursprung am Oberarm haben, strecken alle drei Stränge des M. triceps brachii das Ellenbogengelenk.

Grundübungen für die vordere Oberarmmuskulatur

Bizeps-Curls

Bei den Bizeps-Curls werden die in der Ausgangs-position gestreckten Arme im Ellenbogengelenk bis zum Maximum gebeugt und anschließend wieder gestreckt. Dabei sollte darauf geachtet werden, dass die Oberarme bei der Bewegung fixiert bleiben und die Ellenbogen in der Endstellung nicht nach vorne geführt werden.

Besonderheiten bei den Gerätevarianten

Langhantel Bei der Ausführung mit der Langhan-tel hält man diese im stabilen Stand im schulterbrei-ten Untergriff vor den Oberschenkeln. Die Arme sind in der Ausgangsposition gestreckt. Zur Entlas-tung der Ellenbogengelenke empfiehlt es sich, eine SZ-Stange zu verwenden; dabei weisen die Handin-nenseiten nach schräg oben (supinierter Griff).

Kurzhanteln Kurzhanteln bieten die Möglichkeit, die Übung zu variieren: Man kann die Übung im Stehen oder Sitzen durchführen, die Arme können gleichzeitig oder im Wechsel gebeugt werden. Bei der Beugung sollte die Hand von Hammergriff in der gestreckten Position zum Untergriff in der gebeug-ten Position eindrehen (supinieren). Diese Bewe-gung entspricht der Muskelfunktion des M. biceps brachii.

Kabelzug Curls am Kabelzug können entweder einarmig mit einem Griff oder beidarmig mit einer Zugstange durchgeführt werden. Der Kabelzug wird jeweils von vorn unten geführt. Als Variante kann man im Stand auch mit zwei Kabelzügen, die au-ßengeführt sind, arbeiten und die gestreckten Arme synchron beugen.

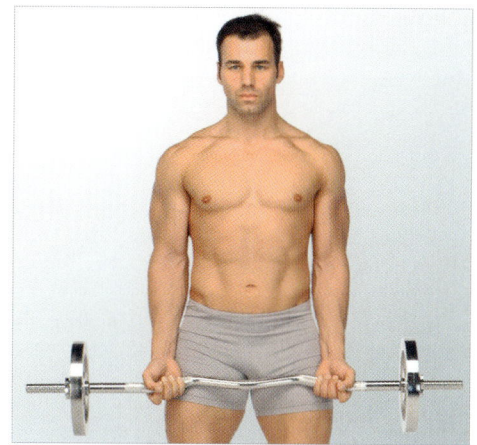

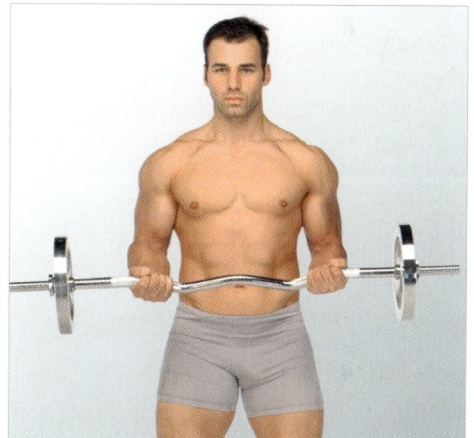

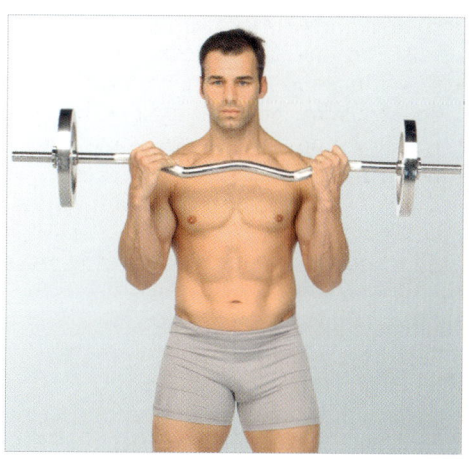

Bizeps-Curls mit der SZ-Langhantel

Vordere Oberarmmuskulatur

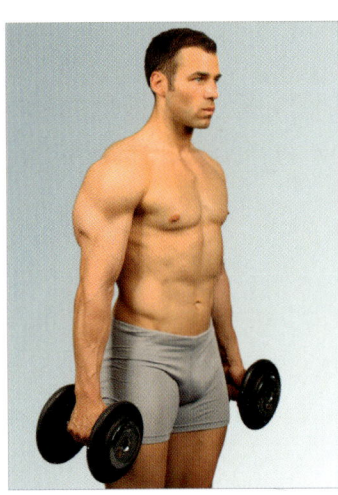 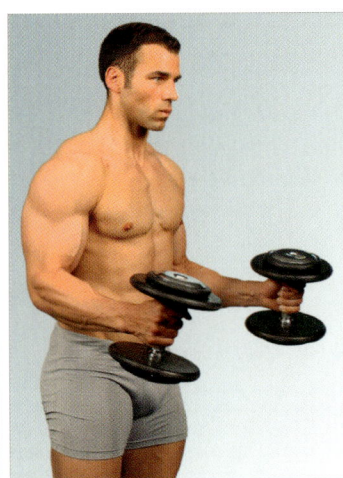 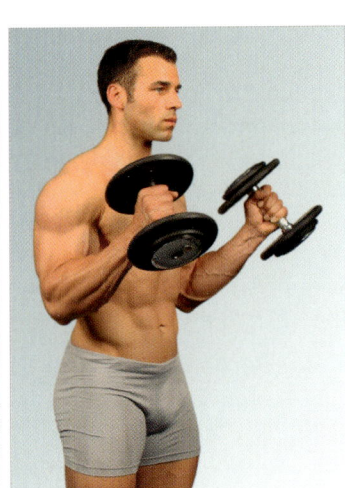

Hammer-Curls mit Kurzhanteln

Hammer-Curls

Hammer-Curls sind eine Variante der Bizeps-Curls mit Kurzhanteln. Statt wie auf S. 95 beschrieben die Hand während der Bewegung in den Untergriff zu drehen, führt man die gesamte Übung im Hammergriff aus. Dadurch wird der M. brachialis verstärkt trainiert. Eher selten findet man noch Langhantelstangen, die durch eine Jochkonstruktion Hammer-Curls mit der Langhantel erlauben.

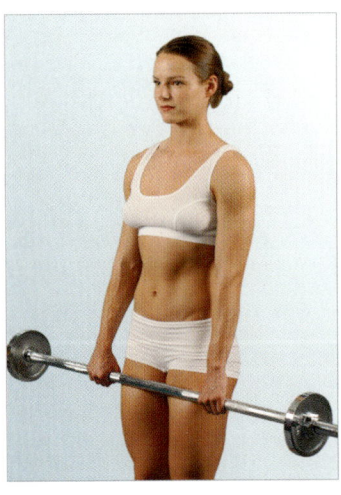 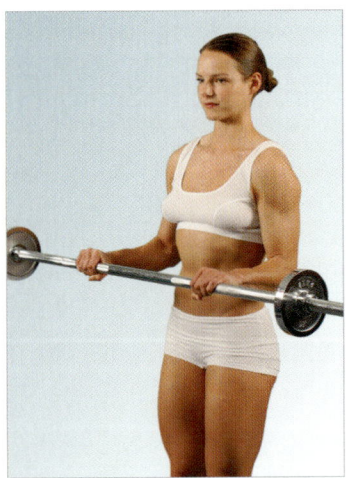 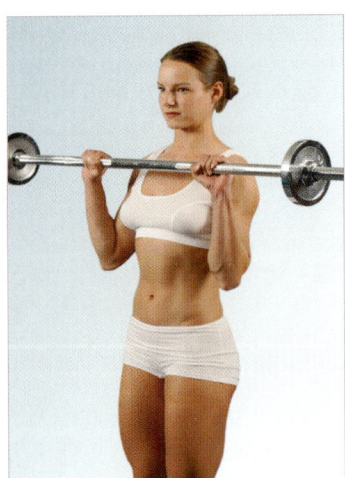

Bizeps-Curls reverse mit der Langhantel

Bizeps-Curls reverse

Reverse Bizeps-Curls entsprechen in der Ausführung im Prinzip den Bizeps-Curls, mit dem Unterschied, dass im Obergriff gegriffen wird. Dadurch wird verstärkt der M. brachialis trainiert.

Drag Curls

Bei den Drag Curls, einer weiteren Variante der Bizeps-Curls, ist der Oberarm nicht fixiert. Stattdessen erfolgt der Zug entlang der Körpervorderseite, d. h., die Ellenbogen werden erst nach hinten und dann nach vorne geführt, sodass die Stange entlang des Rumpfes einen geraden Weg nach oben nimmt. Drag Curls werden meist mit einer geführten Langhantel absolviert; die Übung ist aber auch mit der ungeführten Langhantel möglich.

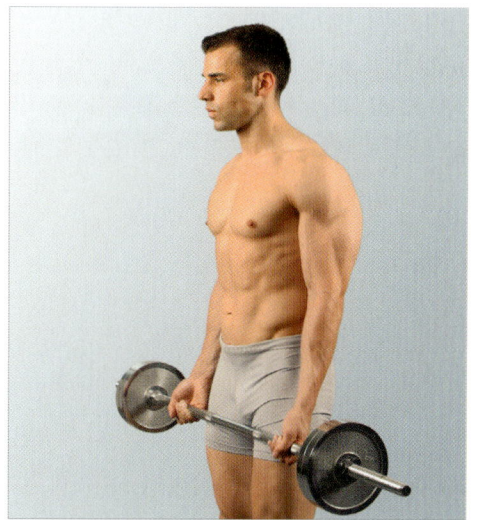

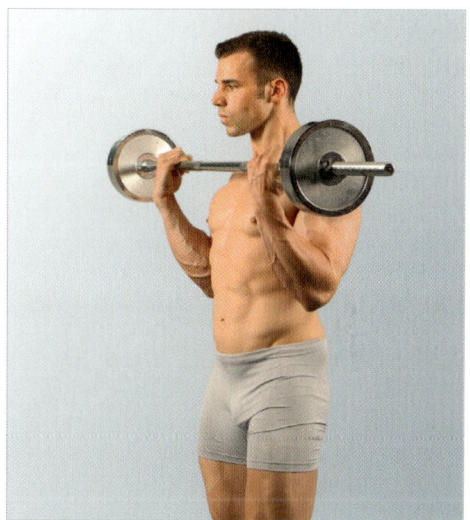

Drag Curls
mit der ungeführten Langhantel

Klimmzüge eng im Untergriff

Die Übung entspricht dem normalen Klimmzug (→ Kap. Rückenmuskulatur, S. 74), mit dem Unterschied, dass schulterbreit oder noch enger und im Untergriff gegriffen wird. Dadurch werden die Rückenmuskeln weniger und die Armbeuger stärker belastet.

Rudern eng im Untergriff

Die Übung entspricht dem normalen Rudern (→ Kap. Rückenmuskulatur, S. 76), mit dem Unterschied, dass schulterbreit oder enger und im Untergriff gegriffen wird. Die Bewegung wird mit anliegenden Armen ausgeführt. Dadurch wird der M. latissimus weniger beansprucht; die Belastung der Armbeuger steigt.

Isolationsübungen für die vordere Oberarmmuskulatur

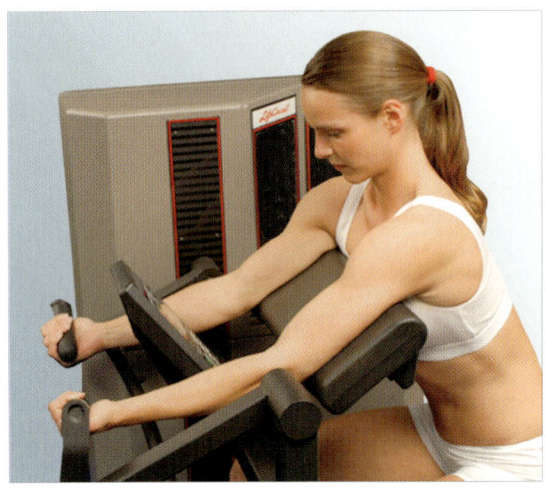

Scott-Curls (Preacher-Curls)

Scott-Curls sind Bizeps-Curls, bei denen der Oberarm auf einer Unterlage aufliegt. Dadurch wird ausschließlich das Ellenbogengelenk bewegt. In der Ausgangsposition sind die Arme allerdings nicht ganz gestreckt, weil die Belastung für die Ellenbogengelenke durch den ungünstigen Hebel sehr groß ist.

Besonderheiten bei den Gerätevarianten

Langhantel Diese Übung absolviert man auf einer speziellen Bank. Am gebräuchlichsten ist die Scott-Bank für Curls im Sitzen. Bei der Ausführung mit der Langhantel verwendet man am besten eine SZ-Hantel.

Kurzhantel Der Vorteil von Kurzhantel-Curls ist, dass diese einarmig durchgeführt werden können. Die freie Hand kann zum Unterstützen in der konzentrischen Phase genutzt werden.

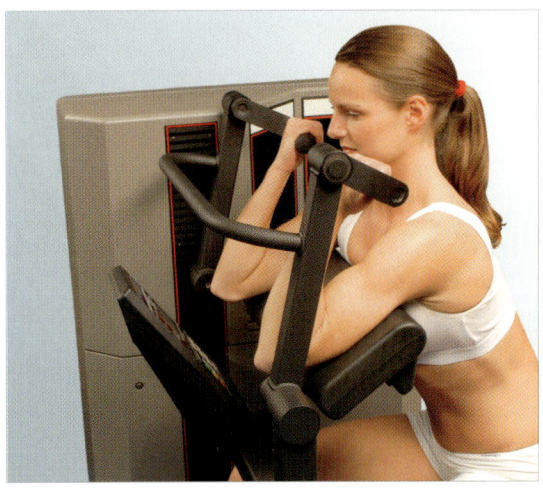

Ausgangs- und Endstellung bei Maschinen-Curls

Maschine Maschinen bieten im Vergleich zur Hantel einen gleichmäßigeren Widerstand. Während bei der Hantelvariante die Belastung im ersten Bewegungsabschnitt sehr groß und im zweiten sehr klein ist, kann hier eine gleichmäßigere Widerstandsgabe erreicht werden. Wichtig ist es, darauf zu achten, dass die Gelenkachse und die Drehachse des Gerätes übereinstimmen.

Konzentrations-Curls

Konzentrations-Curls sind Curls, bei denen wie bei den Scott-Curls der Oberarm passiv fixiert wird. Allerdings nutzt man hier die Oberschenkelinnenseite als Stütze. In der Ausgangsstellung sitzt man mit gespreizten Beinen auf einer Bank und stützt den aktiven Arm an der Innenseite des jeweiligen Oberschenkels und den passiven auf dem Oberschenkel der Gegenseite ab. Der gestreckte Arm greift die Hantel im Untergriff und beugt sich anschließend im Ellenbogen in Richtung Brust. Nach dem Erreichen der maximalen Beugung wird der Arm wieder gestreckt.

Besonderheiten bei den Gerätevarianten

Kurzhantel Zum Intensivieren kann die freie Hand zum Unterstützen in der konzentrischen Phase genutzt werden.

Kabelzug Der Kabelzug sollte von unten geführt werden.

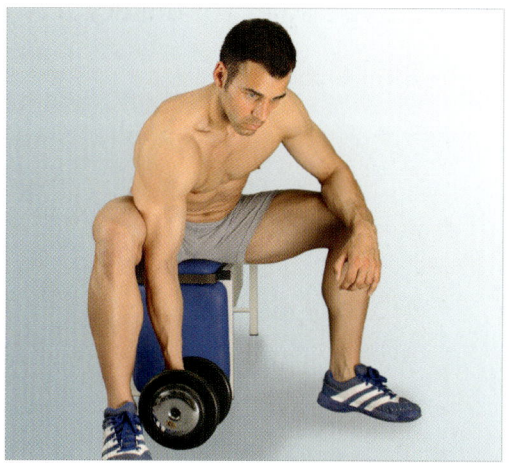

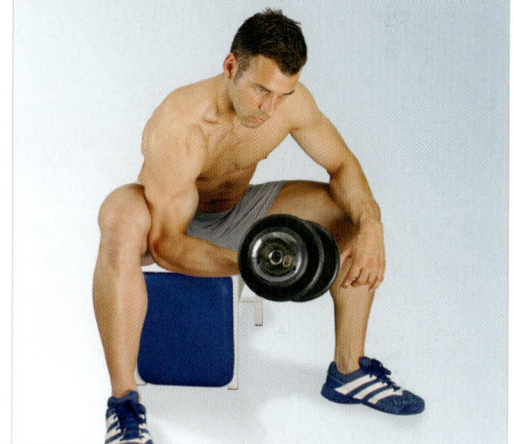

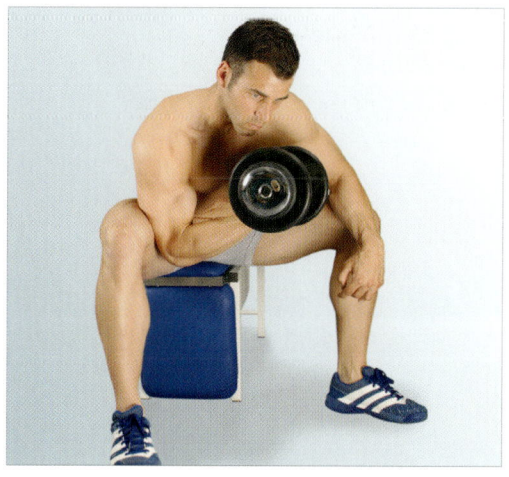

Konzentrations-Curls mit der Kurzhantel

Vordere Oberarmmuskulatur

Alle Übungen auf einen Blick

Grundübungen für die vordere Oberarmmuskulatur

Übung	Durchführung mit Trainingsmittel			
	Langhantel	Kurzhantel	Kabelzug	Maschine
Bizeps-Curls	✔ mit gerader oder SZ-Stange	✔ stehend: synchron oder alternie- rend; sitzend: mit Eindrehen oder Hammer-Curls	✔ mit Zugstange oder Einzelgriff; stehend, sitzend oder liegend	✔
Drag Curls	✔ mit gerader Stange oder SZ-Stange; stehend	✔ / ✘	✔ mit Zugstange	✔ mit geführter LH
enge Klimmzüge	✘	✔ mit KH am Gürtel	✔ gegen Kabelzug am Gürtel	✔ Klimmzug- maschine
Rudern eng im Untergriff	✔	✔ / ✘	✔ sitzend	✔

Isolationsübungen für die vordere Oberarmmuskulatur

Übung	Durchführung mit Trainingsmittel			
	Langhantel	Kurzhantel	Kabelzug	Maschine
Scott-Curls	✔	✔ einarmig	✔	✔
Konzentra- tions-Curls	✘	✔ einarmig, sitzend	✔ einarmig	✔ einarmige Bizeps-Curls (Curlmaschine)
Bizeps-Curls reverse	✔ alternativ: SZ-Hantel	✔ stehend	✔ stehend, mit Zugstange	✔

✔ = möglich   ✘ = nicht möglich   ✔ / ✘ = möglich, aber unüblich

Programme

Volumenprogramm I (Einsteiger)

Prinzip: nur Grundübungen

Übung	Intensität	Satzzahl	Wieder-holungen	Bewegungs-tempo/Kadenz	Pausen-länge
Grundübung (z. B. Bizeps-Curls mit SZ-Stange)	50–70 %	3–5	8–15	normal, kontrolliert	2–3 min

Volumenprogramm II (Fortgeschrittene)

Prinzip: zwei Übungen pro Muskelgruppe (Grundübung + Isolationsübung)

Übung	Intensität	Satzzahl	Wieder-holungen	Bewegungs-tempo/Kadenz	Pausen-länge
Grundübung (z. B. Bizeps-Curls mit LH)	60–80 %	4–6	8–12	langsam	2 min
Isolationsübung (z. B. Konzentrations-Curls mit KH)	60–70 %	3–5	8–12	langsam	2 min

Prinzip: Supersätze (Grundübung + Isolationsübung ohne Pause)

Übung	Intensität	Satzzahl	Wieder-holungen	Bewegungs-tempo/Kadenz	Pausen-länge
Grundübung + Isolationsübung im Anschluss (z. B. Drag Curls + Scott-Curls)	70 %	3–5	je 8–12	langsam	2–3 min

Volumentraining III (Profis)

Prinzip: zwei Grundübungen + eine Isolationsübung (= drei Übungen für
die kleine Muskelgruppe)

Übung	Intensität	Satzzahl	Wieder-holungen	Bewegungs-tempo/Kadenz	Pausen-länge
Grundübung I (z. B. Klimmzug eng)	60–80 %	4	8–12	normal	1–2 min
Grundübung II (z. B. Bizeps-Curls mit SZ-Hantel oder LH)	60–80 %	3	8–12	langsam	1–2 min
Isolationsübung (z. B. einarmige Konzentrations-Curls am Kabelzug, stehend)	50–70 %	3	6–8	sehr langsam	1–2 min

Heavy-Duty-Programm

Prinzip: Supersatz aus Isolationsübung + Grundübung

Übung	Intensität	Satzzahl	Wieder-holungen	Bewegungs-tempo/Kadenz	Pausen-länge
Supersatz: Isolationsübung + Grundübung (z. B. Konzentrations-Curls + enge Klimmzüge)	70 %	1	6–10 + Intensivierungstechnik	sehr langsam	2–3 min

Grundübungen für die hintere Oberarmmuskulatur

Dips
→ Kap. Brustmuskulatur (S. 66)

Bankdrücken eng
Die Übung entspricht dem Bankdrücken (→ Kap. Brustmuskulatur, S. 64), mit dem Unterschied, dass hier schulterbreit und enger gegriffen wird. Dadurch werden die Armstrecker stärker belastet.

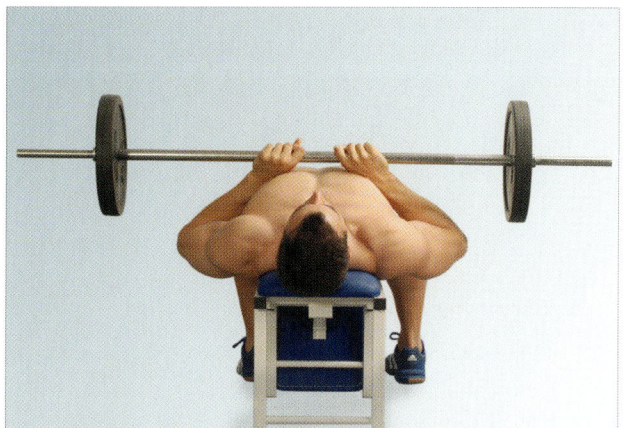

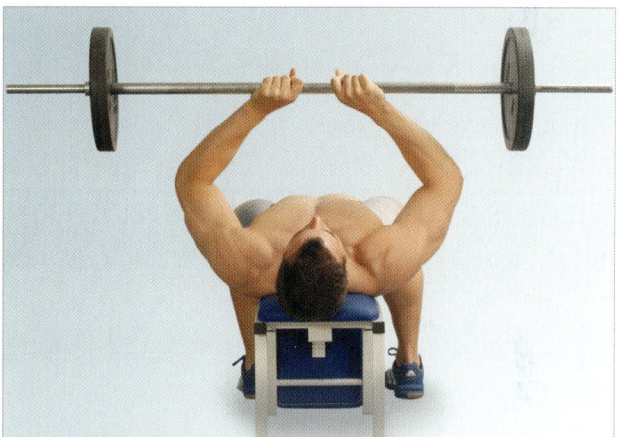

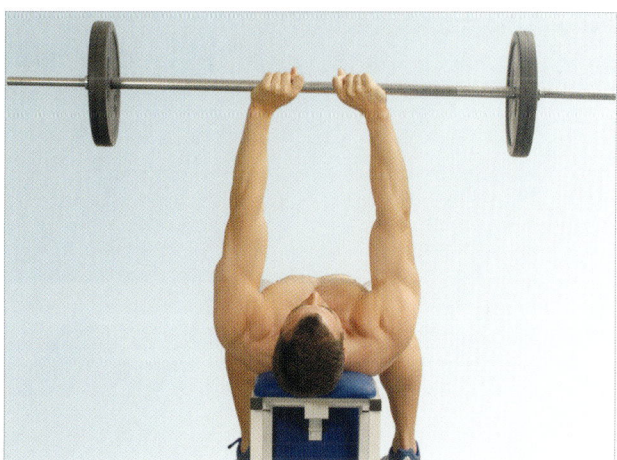

Beim Bankdrücken eng wird vor allem der Trizeps trainiert.

Hintere Oberarmmuskulatur

Liegestützen eng

Bei den engen Liegestützen werden die Hände schulterbreit gesetzt, die Finger weisen nach vorne, die Ellenbogen bleiben beim Absenken nahe am Rumpf.

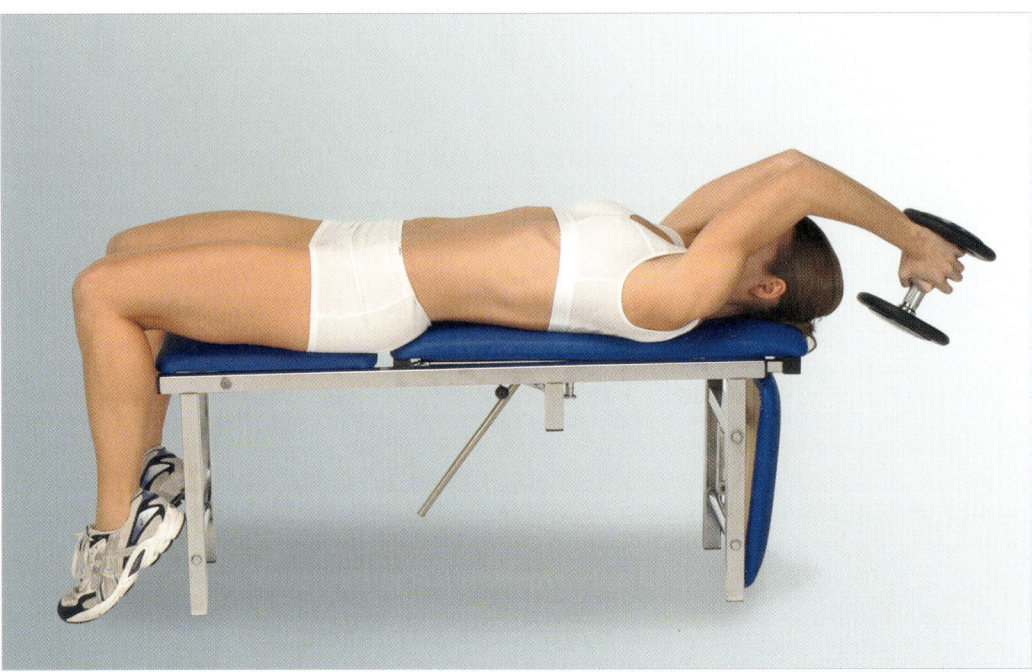

Endstellung bei halben Überzügen mit der Kurzhantel

Halbe Überzüge

Bei halben Überzügen werden die Hände nur bis auf Höhe des Kopfes zurückgeführt. Davon abgesehen entspricht die Ausführung den Überzügen (→ Kap. Brustmuskulatur, S. 67).

Isolationsübungen für die hintere Oberarmmuskulatur

Trizepsdrücken (French Press)

Bei dieser Übung werden die Unterarme bei weitgehend fixierten Oberarmen im Ellenbogengelenk gestreckt. Die Hände greifen im Obergriff. Die Übung kann im Stehen, im Liegen und im Sitzen durchgeführt werden.

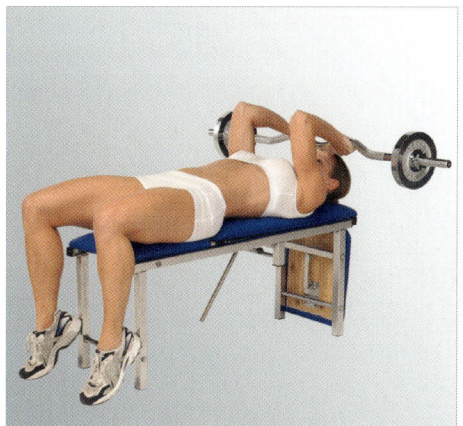

Besonderheiten bei den Gerätevarianten

Langhantel Bei der Ausführung mit der Langhantel empfiehlt es sich, zur Entlastung der Ellenbogengelenke eine SZ-Stange zu verwenden. Die Handinnenseiten zeigen schräg vom Körper weg (pronierter Griff). Die häufigste Variante ist das sog. French Press. Dabei liegt man auf einer Hantelbank und senkt die Hantel aus der Ausgangsposition (gestreckte Arme) halbkreisförmig in Richtung Stirn ab. Eine weitere Variante ist das Trizepsdrücken im Stehen oder Sitzen. Dabei wird die Hantel aus der Hochhalte mit gestreckten Armen in eine Hinterkopfposition abgesenkt und anschließend wieder nach oben geführt.

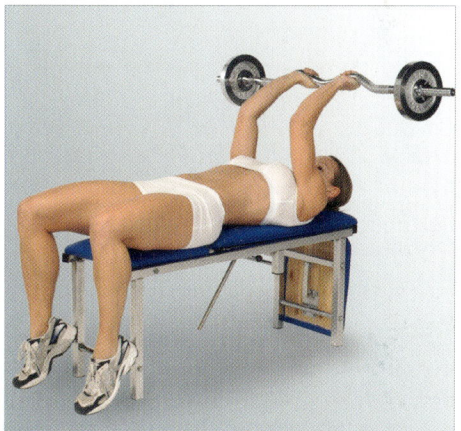

Kurzhantel Im Stehen und im Sitzen wird der Oberarm nach oben gestreckt und mit der Gegenhand von vorne gestützt. Die Hantel wird hinter dem Kopf abgesenkt und anschließend wieder nach oben gestreckt. Die Ausführung im Liegen entspricht den French Press (→ Langhantel), nur, dass die Hantel in Richtung der Schulter abgesenkt wird.

Kabelzug Man verwendet einen von oben geführten Kabelzug. Als Griff dient entweder eine kurze Zugstange oder ein dickes Tau. Die Übung wird in leichter Schrittstellung durchgeführt. Die Oberarme und Ellenbogen liegen während der gesamten Bewegung dicht am Oberkörper an. Die Übung sollte ohne Schwung ausgeführt werden, und ohne dass der Oberkörper sich am Ende des Zugs nach vorn beugt. Die Kabelzugvariante wird auch als Pushdown bezeichnet.

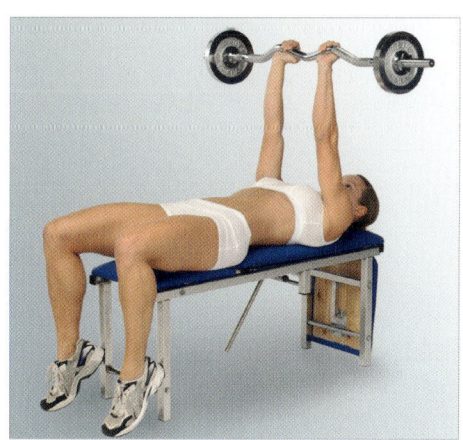

Maschine Das Trizepsdrücken an Maschinen entspricht meist der Umkehrung der Scott-Curls an Maschinen. Dabei liegen die Oberarme auf einer Unterlage auf, und die Hände greifen im Ober- oder Hammergriff einen Hebel, der dann weggedrückt wird. Gelenkachse und Drehachse des Gerätes sollten übereinstimmen.

French Press mit der SZ-Hantel

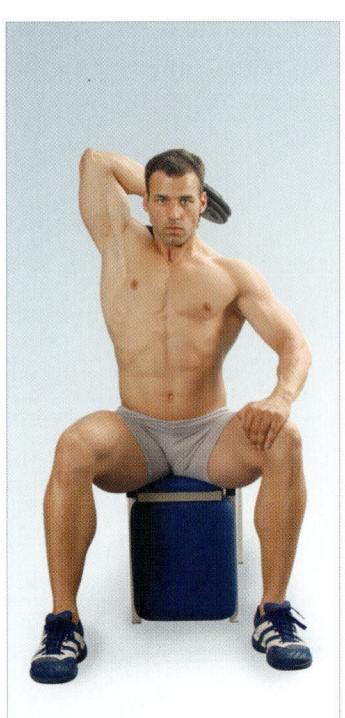 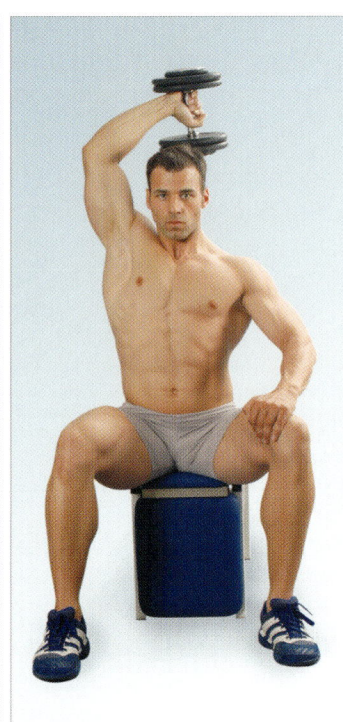 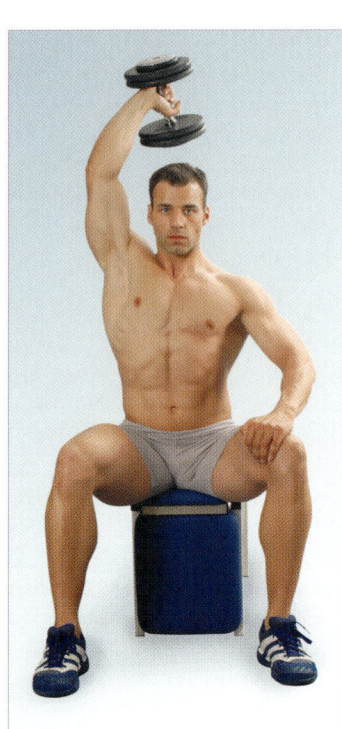

Trizepsstrecken mit der Kurzhantel

Trizepsstrecken

Bei dieser Übung wird der nach oben gestreckte Arm im Ellenbogengelenk gebeugt und anschließend wieder gestreckt. Zu Ausführung steht oder sitzt man. Die Übung kann mit der Kurzhantel oder am Kabelzug ausgeführt werden. Zur besseren Fixierung des Übungsarms kann dieser auch mit der freien Hand von vorne gestützt werden.

Kickbacks

Bei den Kickbacks wird der Oberkörper nach vorne gebeugt. In der Ausgangsposition ist der Arm, der trainiert werden soll, an den Rumpf angelegt und im Ellenbogengelenk gebeugt. Aus dieser Haltung wird der Arm nach hinten gestreckt, wobei der Oberarm weiter am Rumpf anliegt.

Besonderheiten bei den Gerätevarianten

Kurzhantel Kickbacks mit der Kurzhantel können in zwei unterschiedlichen Positionen ausgeführt werden. Entweder wird die Übung im Stehen in einer vorgebeugten Schrittstellung absolviert; dabei ist der Gegenarm auf dem Oberschenkel aufgestützt. Alternativ werden Unterschenkel und Gegenhand auf einer Bank abgestützt.

Kabelzug Die Ausführung mit dem Kabelzug entspricht der mit der Kurzhantel in vorgebeugter Position. Der Widerstand kommt hier über einen Kabelzug, der von vorne unten geführt wird und an dem ein Griff befestigt ist.

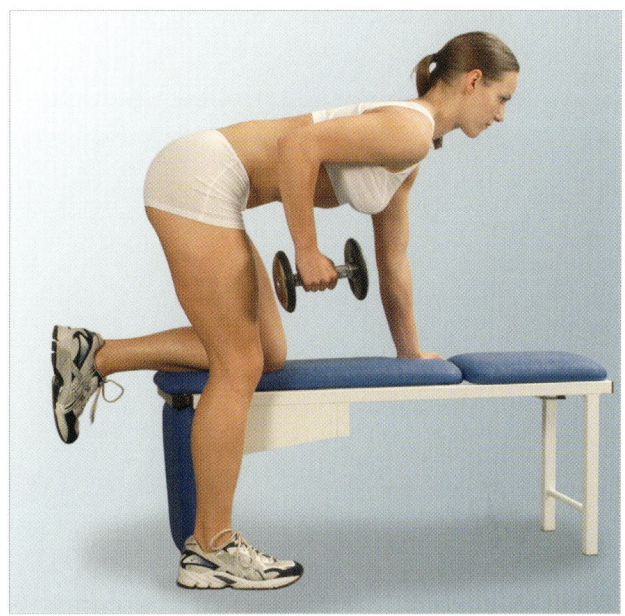

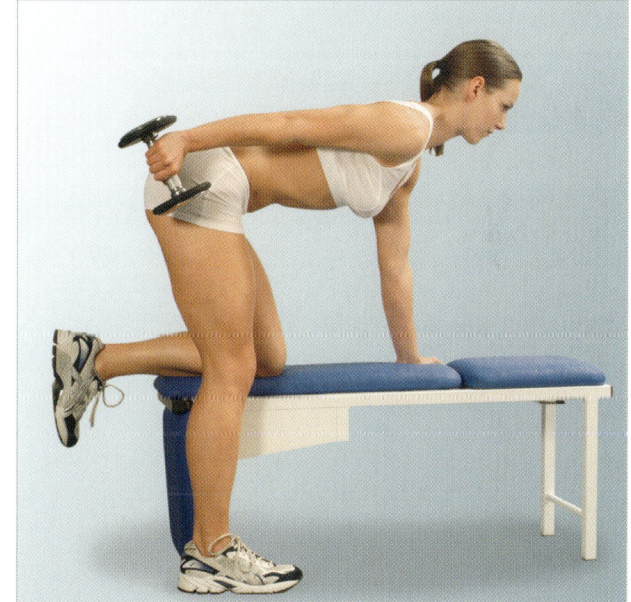

Ausgangs- und Endstellung bei Kickbacks

Hintere Oberarmmuskulatur

Alle Übungen auf einen Blick

Grundübungen für die hintere Oberarmmuskulatur

Übung	Durchführung mit Trainingsmittel			
	Langhantel	Kurzhantel	Kabelzug	Maschine
Dips	✗	✔ mit Zusatzgewicht am Gürtel	✔ mit Kabelzug am Gürtel	✔
Bankdrücken eng	✔	✔ Schrägbankdrücken	✔	✔ Bankdrückmaschine oder mit geführter LH
halbe Überzüge	✔	✔	✔ kniend	✔ / ✗

Isolationsübungen für die hintere Oberarmmuskulatur

Übung	Durchführung mit Trainingsmittel			
	Langhantel	Kurzhantel	Kabelzug	Maschine
Trizepsdrücken	✔ French Press (liegend); sitzend oder stehend	✔ sitzend oder stehend	✔ beidarmig, stehend	✔
Trizepsstrecken einarmig	✗	✔ sitzend oder stehend	✔ stehend	✔
Kickbacks	✗	✔ vorgebeugt und abgestützt	✔ vorgebeugt	✗

✔ = möglich   ✗ = nicht möglich   ✔ / ✗ = möglich, aber unüblich

Programme

Volumenprogramm I (Einsteiger)

Prinzip: nur Grundübungen

Übung	Intensität	Satzzahl	Wieder-holungen	Bewegungs-tempo/Kadenz	Pausen-länge
Grundübung (z. B. halbe Überzüge)	70 %	5	8–15	normal, kontrolliert	2–3 min

Volumenprogramm II (Fortgeschrittene)

Prinzip: zwei Übungen pro Muskelgruppe (Grundübung + Isolationsübung)

Übung	Intensität	Satzzahl	Wieder-holungen	Bewegungs-tempo/Kadenz	Pausen-länge
Grundübung (z. B. Bankdrücken eng)	60–80 %	4–6	8–12	langsam	2 min
Isolationsübung (z. B. French Press)	60–70 %	3–5	8–12	langsam	2 min

Prinzip: Supersätze (Grundübung + Isolationsübung ohne Pause)

Übung	Intensität	Satzzahl	Wieder-holungen	Bewegungs-tempo/Kadenz	Pausen-länge
Grundübung + Isolationsübung im Anschluss (z. B. halbe Überzüge + Kickbacks)	60–80 %	5	je 8–12	langsam	2–3 min

Volumentraining III (Profis)

Prinzip: zwei Grundübungen + eine Isolationsübung (= drei Übungen für die kleine Muskelgruppe)

Übung	Intensität	Satzzahl	Wieder- holungen	Bewegungs- tempo/Kadenz	Pausen- länge
Grundübung I (z. B. Dips)	60–80 %	4	8–12	normal	1–2 min
Grundübung II (z. B. Bankdrücken eng)	60–80 %	3	8–12	langsam	1–2 min
Isolationsübung (z. B. einarmiges Trizepsdrücken am Kabelzug, stehend)	50–70 %	3	6–8	sehr langsam	1–2 min

Heavy-Duty-Programm

Prinzip: Supersatz aus Isolationsübung + Grundübung

Übung	Intensität	Satzzahl	Wieder- holungen	Bewegungs- tempo/Kadenz	Pausen- länge
Supersatz: Isolations- + Grundübung (z. B. einarmiges Trizepsdrücken am Kabelzug, stehend + Dips)	70 %	1	6–10 + Intensivie- rungstechnik	sehr langsam	2–3 min

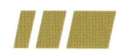
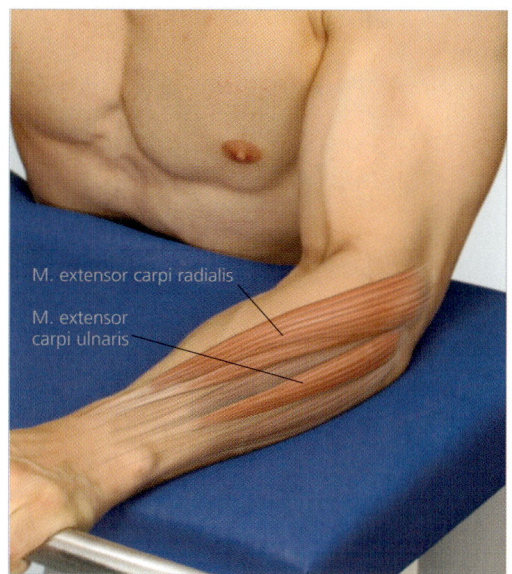

M. extensor carpi radialis

M. extensor carpi ulnaris

Handgelenkstrecker

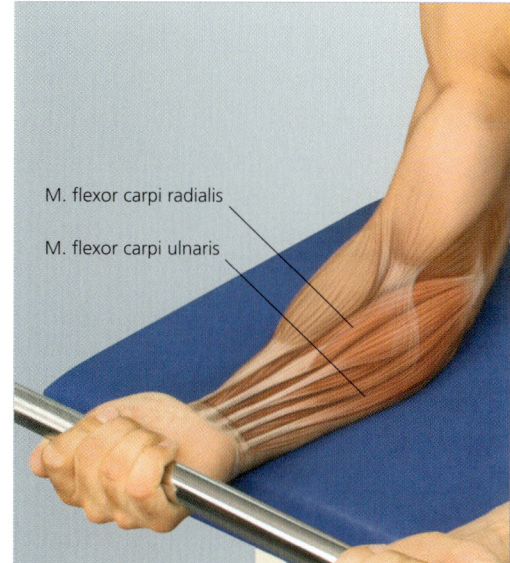

M. flexor carpi radialis

M. flexor carpi ulnaris

Handgelenkbeuger

Funktionelle Anatomie

Die Muskeln des Unterarmes werden ihrer Lage nach in zwei Gruppen unterteilt: Die Muskeln, die am lose hängenden Arm innen liegen, beugen Hand und Handgelenk; die Muskeln, die außen liegen, strecken Hand und Handgelenk. Einige der großen Unterarmmuskeln überziehen nicht nur das Handgelenk, sondern auch das Ellenbogengelenk, wo sie allerdings nur schwach wirken. Die großen Unterarmmuskeln sind beugeseitig der M. flexor carpi radialis und M. flexor carpi ulnaris und streckseitig der M. extensor carpi radialis und M. extensor carpi ulnaris.

Unterarmmuskulatur

Grundübungen
→ Übungen für den Oberarm (S. 95ff.)

Isolationsübungen

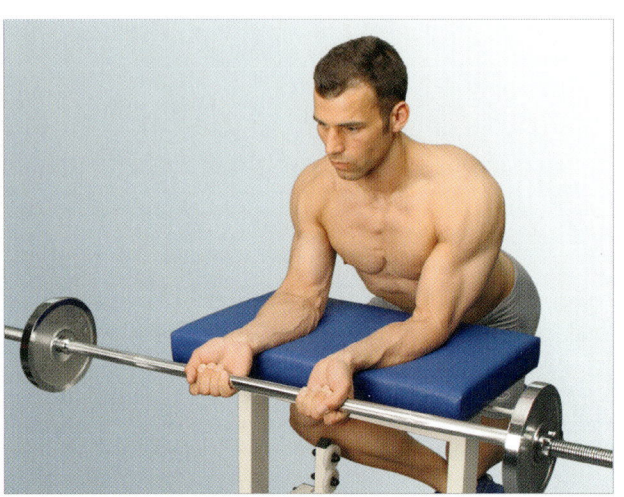

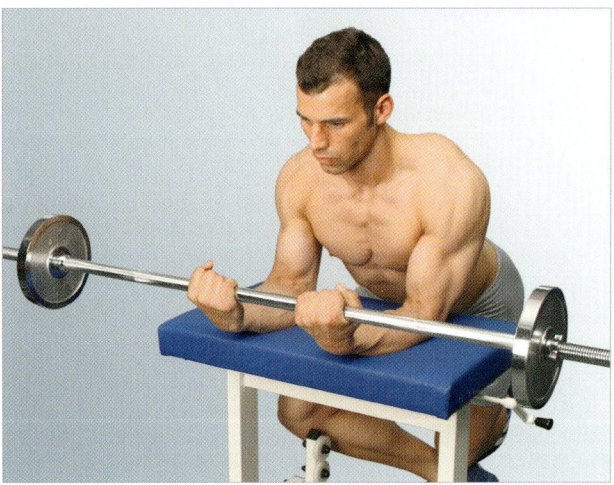

Unterarm-Curls

Der Unterarm ist fixiert, z.B. durch Auflegen auf einer Bank. Die Handflächen weisen nach oben. Das Handgelenk wird gegen einen Widerstand in Richtung Handfläche gebeugt. Die Übung kann mit einer Langhantel, einer SZ-Hantel oder auch mit einem Stab, um den ein mit Gewichten bestücktes Seil gewickelt ist, durchgeführt werden. Auch die Ausführung am Kabelzug und an der Maschine ist möglich.

Unterarm-Curls mit der Langhantel

Unterarm-Curls reverse

Die Unterarm-Curls reverse entsprechen in der Ausführung den Unterarm-Curls, allerdings weisen die Handflächen bei dieser Übung nach unten, und das Handgelenk wird gegen einen Widerstand in Richtung Handrücken gebeugt.

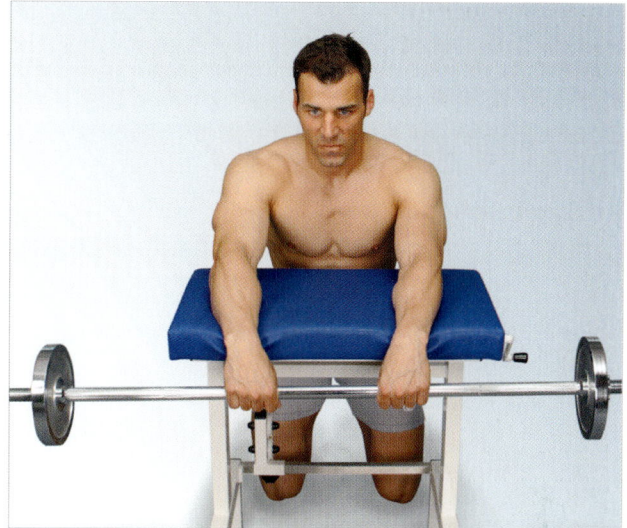

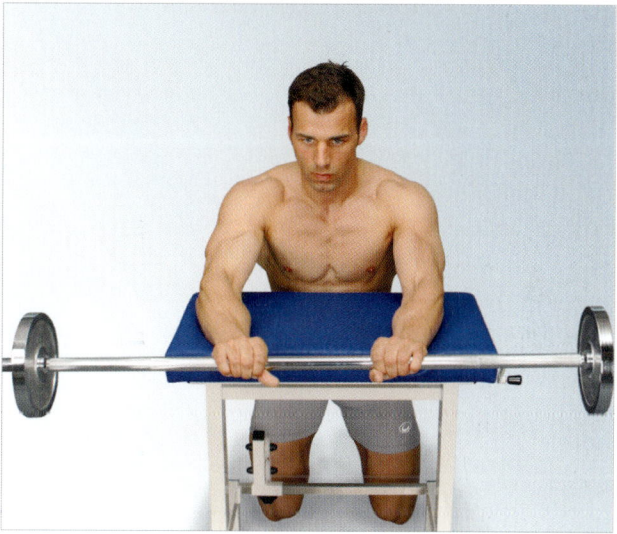

Unterarm-Curls reverse mit der Langhantel

Unterarmmuskulatur

Alle Übungen auf einen Blick

Grundübungen

→ Übungen für den Oberarm (S. 100)

Isolationsübungen

Übung	Durchführung mit Trainingsmittel			
	Langhantel	Kurzhantel	Kabelzug	Maschine
Unterarm-Curls	✔ im Sitzen mit auf dem Oberschenkel oder auf der Scott-Bank aufliegenden Unterarmen	✔ im Sitzen mit auf dem Oberschenkel oder auf der Scott-Bank aufliegenden Unterarmen	✔ / ✘	✔ / ✘
Unterarm-Curls reverse	✔ im Sitzen mit auf dem Oberschenkel oder auf der Scott-Bank aufliegenden Unterarmen	✔ im Sitzen mit auf dem Oberschenkel oder auf der Scott-Bank aufliegenden Unterarmen	✔ / ✘	✔ / ✘

Programme

Das Unterarmtraining wird sinnvollerweise mit ein bis zwei Isolationsübungen in das Oberarmtraining integriert.

✔ = möglich   ✘ = nicht möglich   ✔ / ✘ = möglich, aber unüblich

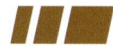
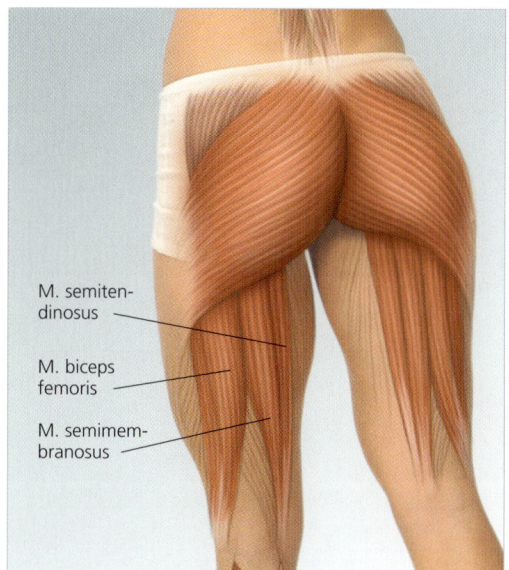

M. semiten-
dinosus

M. biceps
femoris

M. semimem-
branosus

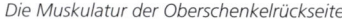

Die Muskulatur der Oberschenkelrückseite

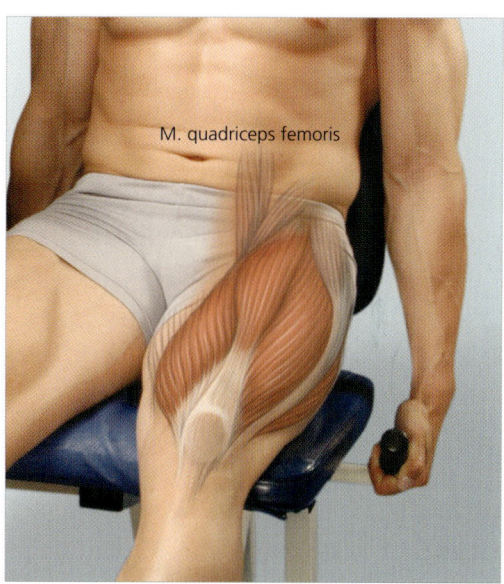

M. quadriceps femoris

Die Muskulatur der Oberschenkelvorderseite

Funktionelle Anatomie

Die Oberschenkelmuskulatur ist eine große und in den meisten Anteilen zweigelenkig arbeitende Muskulatur. Sie ist, entsprechend ihrer Hauptbewegungsrichtung, vor allem geprägt von einem vorderseitigen kniestreckenden und hüftbeugenden Teil (M. quadriceps femoris) sowie einem rückseitigen kniebeugenden und hüftstreckenden Teil (Mm. ischiocrurales mit M. biceps femoris, M. semimembranosus und M. semitendinosus). Für die seitliche Bewegung und Stabilisierung sorgt im Zusammenspiel mit der Gesäß- und Hüftmuskulatur die seitliche Oberschenkelmuskulatur (M. sartorius, M. gracilis und M. tensor fasciae latae).

Grundübungen für die vordere Oberschenkelmuskulatur

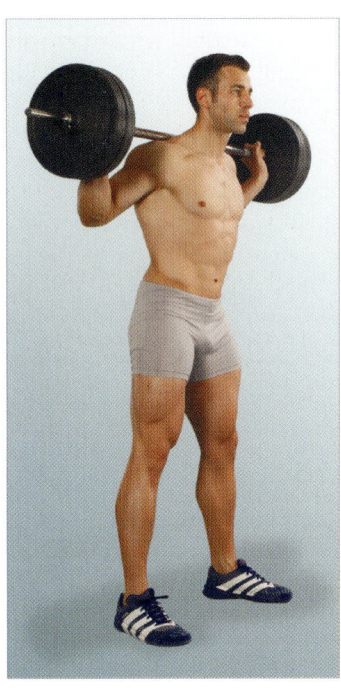 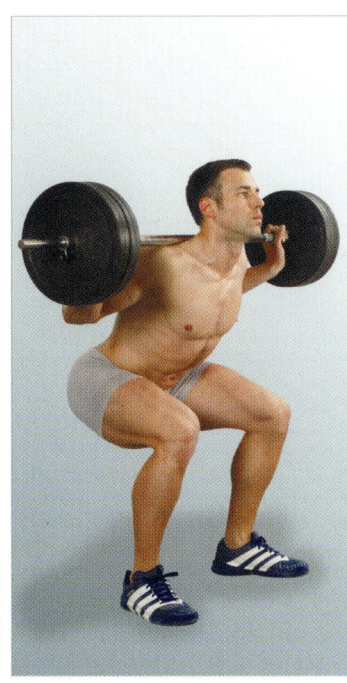 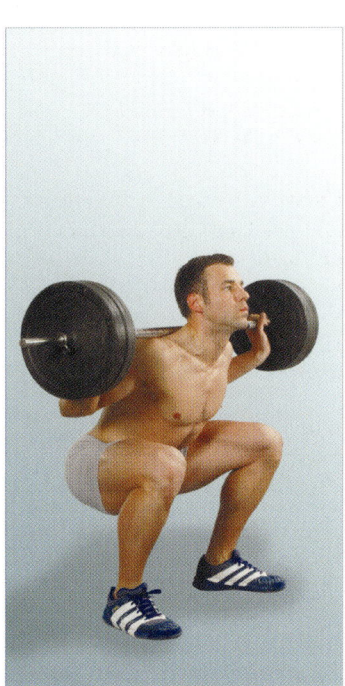

Tiefe Kniebeuge an der Langhantel

Kniebeuge (Squat)

Kniebeugen zählen zu den zentralen Grundübungen. Dabei kann es allerdings auch zu Fehlbelastungen und Überlastungen kommen, sodass es sich insbesondere bei der Verwendung einer Langhantel empfiehlt, erst den korrekten Bewegungsablauf zu erlernen, bevor man mit hohen und höchsten Lasten arbeitet. Die Ausgangsposition ist der aufrechte Stand mit gestreckten Gelenken (Hüfte, Kniegelenk) und geradem Rücken. Aus dieser Position beugt man nun Knie und Hüftgelenk; der Oberkörper neigt sich dabei nach vorne, sodass Schultern, Knie und Füße in einer vertikalen Linie bleiben. Die Knie dürfen beim Beugen nicht seitlich ausweichen.

Man unterscheidet Viertel- (Kniewinkel etwa 135°), halbe (90°) und tiefe Kniebeugen (etwa 70°). Diese Übung ist nicht ganz einfach, daher sollte das Gewicht nur langsam gesteigert werden. Bei falscher Durchführung drohen Rückenschäden. Zur Entlastung der Achillessehne empfiehlt es sich, kleine Hantelscheiben oder ein Brett unter die Fersen zu legen. Ein Gewichthebergürtel (Stützgürtel) kann die Stabilisierung des Rückens unterstützen.

Als Variante kann die Hantel auch im Schulter-Brust-Bereich abgelegt werden. Bei dieser Variante – der sog. Frontkniebeuge – wird der Oberkörper weniger weit nach vorne gebeugt.

Eine weitere Ausführungsvariante ist die Kraftdreikämpferkniebeuge. Dabei werden die Füße breit und nach außen rotiert aufgestellt. Beim Absenken spreizen sich die Knie nach außen. Zum Erlernen dieser Form wird häufig ein kleiner Kasten untergestellt, auf dem man absitzt, um dann wieder aufzustehen. Diese Variante nennt man »Box-Squat«.

Besonderheiten bei den Gerätevarianten

Langhantel In der Ausgangsposition liegt die Langhantel brusthoch auf einem geeigneten Ständer. Der Trainierende tritt unter die Hantel und legt diese hinter dem Kopf auf die Schultern. Er fasst die Hantel weit im Obergriff und hebt sie aus dem Ständer, dann tritt er ein Stück zurück. Bei der Kniebeuge stehen die Füße hüftbreit auseinander und sind leicht nach außen rotiert. Eine Polsterung im Bereich der Hantelauflage macht diese Übung angenehmer, da sie das Druckgefühl reduziert.

Maschine Maschinen erlauben es, Kniebeugen wahlweise im Stehen oder im Liegen durchzuführen. Die Last wird meist über Schulterpolster übertragen. Da die Last nicht stabilisiert werden muss, ist die Ausführung leichter, sodass man sich ohne Gefahr ausbelasten kann. Man sollte darauf achten, dass der Gewichtsstock während der Übung nicht aufliegt oder aufschlägt.

Kabelzug Am Kabelzug lassen sich Kniebeugen in der Regel nur als Hackenschmidt-Kniebeuge durchführen (siehe unten).

Hackenschmidt-Kniebeuge

Die Hackenschmidt-Kniebeuge ist ursprünglich eine Freihantelübung, bekannter ist sie jedoch als Maschinenübung. Der Rücken wird gerade gehalten, z. B., indem er an der Wand entlanggleitet. Der Widerstand greift über die herabhängenden Arme oder über die Schultern an.

Besonderheiten bei den Gerätevarianten

Langhantel In der Ausgangsstellung steht man vor der Hantel, es erfolgt keine Abstützung des Rückens. Die Langhantel wird hinter dem Körper im Obergriff gefasst und anschließend mit gestreckten Armen hinter den Beinen bis zum Gesäß hochgezogen.

Kabelzug Man stellt sich vor einen Kabelzug, der von unten geführt wird. Die Lastübertragung erfolgt über eine Zugstange oder zwei Kabelzüge und Griffe, die seitlich an den nach unten gestreckten Armen gehalten werden.

Maschine Bei der Maschinenvariante bleibt der Rücken gerade, indem er über seine ganze Fläche gestützt wird. Die Stützfunktion übernimmt ein beweglicher Schlitten. Die Lastübertragung erfolgt dabei entweder über Schulterpolster oder über einen Zug an den gestreckten Armen.

Vordere Oberschenkelmuskulatur

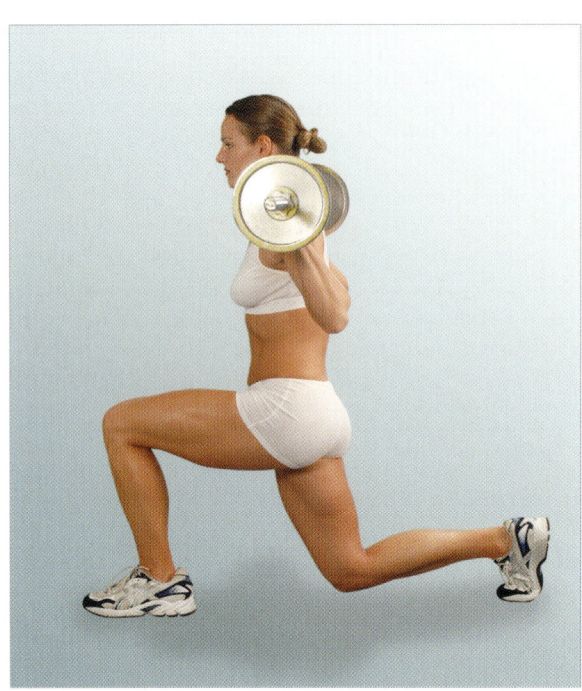

Kniebeuge im Ausfallschritt

Die Ausgangsstellung ist die Ausfallschrittposition. Aus dieser Position wird
der Körper durch ein Beugen des vorderen Beines so weit abgesenkt, bis das
Knie einen rechten Winkel bildet. Der
Oberkörper bleibt während der ganzen
Bewegung aufrecht. Anschließend wird
das Bein wieder bis in die Ausgangsstellung gestreckt.

Besonderheiten bei den Gerätevarianten

→ Kniebeuge (S. 116)

Ausfallschritt

Einbeinige Kniebeuge (Single Leg Squat)

Single Leg Squats sind eine erschwerte Variante der Kniebeuge in der Ausfallschrittposition. Das
hintere Bein ist angebeugt und liegt mit dem Fußrist auf einer Bank oder einem Kasten auf, sodass
die Last fast vollständig auf das vordere Bein verlagert wird. Einbeinige Kniebeugen können mit der
geführten oder ungeführten Langhantel, mit Kurzhanteln oder an der Beinpresse absolviert werden.

Ausfallschritte

Die Ausgangsposition entspricht der gebeugten Haltung bei Kniebeugen im Ausfallschritt. Anschließend wird der Körper so gestreckt, dass das Schwungbein über den einbeinigen Stütz einen neuen
akzentuierten Ausfallschritt macht und ausgreifend nach vorne gesetzt wird. Die Endposition entspricht der Ausgangsposition, mit dem Unterschied, dass nun das andere Bein vorne ist. Ausfallschrit-
te werden mit der Langhantel oder mit Kurzhanteln durchgeführt.

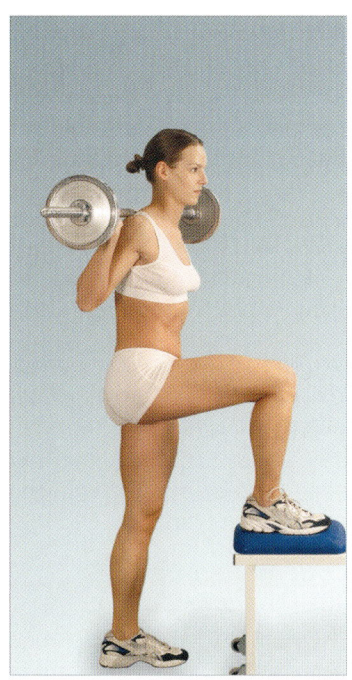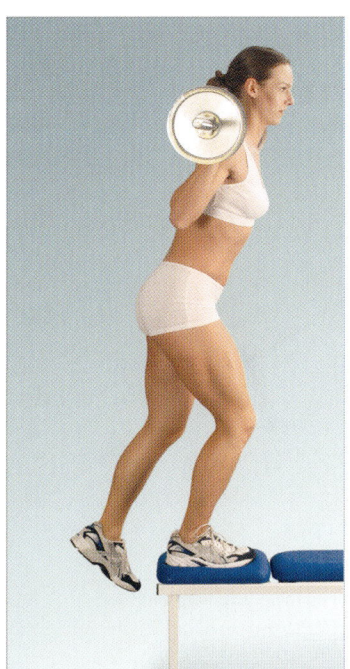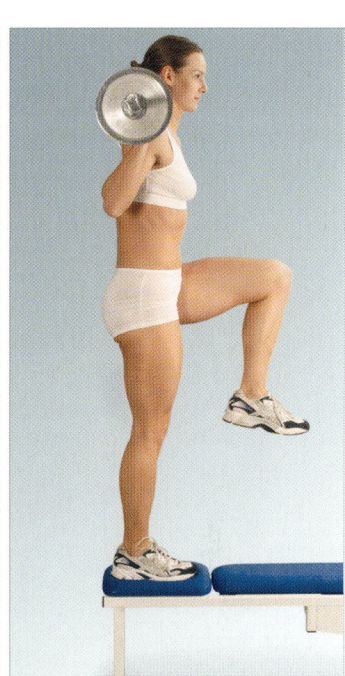

Step-up mit der Langhantel

Aufsteigen (Step-up)

Das Aufsteigen entspricht weitgehend den Ausfallschritten. Allerdings wird das vordere Bein in der Ausgangsposition auf einer Bank oder einem kleinen Kasten aufgestellt. In der eigentlichen Übungsbewegung steigt man wie beim Treppensteigen auf das Hindernis auf und streckt dabei Bein und Hüfte bis in eine komplett aufrechte Position, während das Knie des nun freien Beines nach vorne gezogen wird. Abschließend steigt man wieder ab.

Besonderheiten bei den Gerätevarianten

Langhantel Bei der klassischen Ausführung wählt man eine Langhantel, die wie bei den Kniebeugen im Schulterbereich aufliegt.

Kurzhanteln Die Kurzhantelvariante ist für den Einsteiger leichter zu bewerkstelligen. Dabei werden zwei Kurzhanteln an den herabhängenden Armen gehalten.

Isolationsübungen für die vordere Oberschenkelmuskulatur

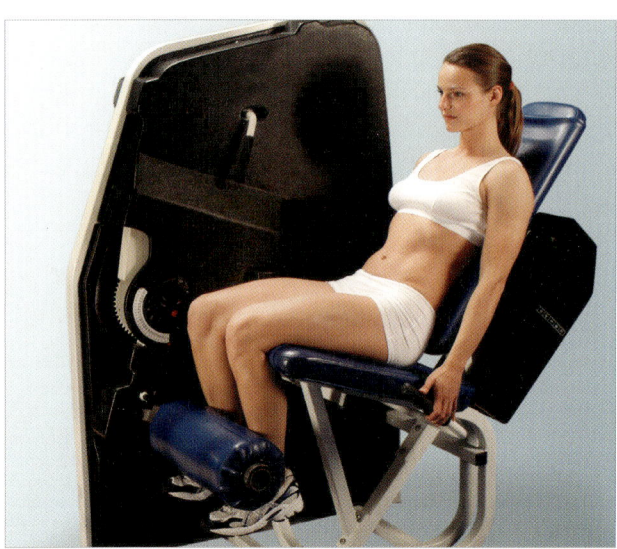

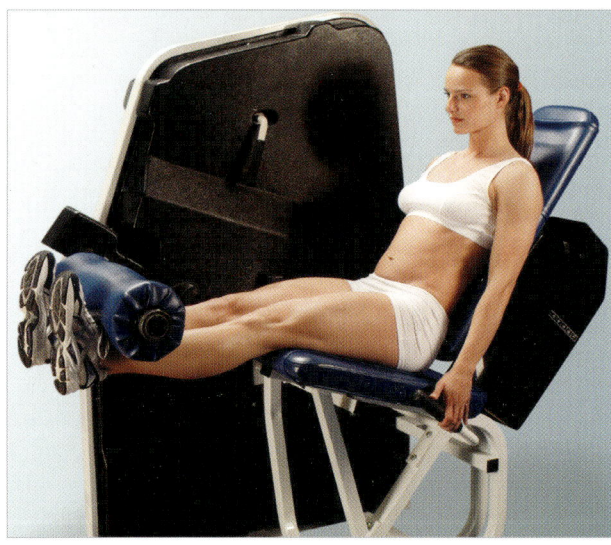

Ausgangs- und Endstellung bei Leg-Extensions an der Maschine

Beinstrecken (Leg-Extensions)

Bei dieser Übung ist das Strecken der Beine auf das Kniegelenk beschränkt. In der Ausgangsposition sitzt der Trainierende, die Knie sind gebeugt. Die Oberschenkel sind durch die Sitzfläche fixiert. Die Lastübertragung erfolgt über eine gepolsterte Barriere, die im Bereich der Sprunggelenke aufliegt. Aus der gebeugten Position werden die Beine ganz gestreckt und anschließend wieder gebeugt. Die Übung belastet das Kniegelenk sehr stark und kann bei Vorschädigungen zu Beschwerden führen.

Besonderheiten bei den Gerätevarianten

Kurzhanteln Für die Ausführung mit Kurzhanteln gibt es spezielle Gewichtsschuhe, die an den Füßen fixiert werden und mit einer Stange und Scheiben bestückt werden können.

Kabelzug Bei dieser Variante verwendet man eine Gelenkmanschette, an der ein Kabelzug eingehängt wird. Der Kabelzug wird von unten hinten geführt.

Maschine

Für die klassische Ausführung gibt es Maschinen, teilweise mit Rückenlehne. Wichtig ist es, auf eine Übereinstimmung von Gelenkachse und Geräteachse zu achten. Korrekt ist die Haltung, wenn das Auflagepolster der Barriere nicht am Schienbein rollt.

Beinpresse

Beim Beinpressen werden die Beine gegen einen Widerstand gestreckt. Die Hüfte wird allerdings nicht wie bei den Kniebeugen ganz gestreckt, sondern bleibt angewinkelt. In der Ausgangsposition sind die Beine in der Hüfte und in den Knien gebeugt. Die Übung wird im Sitzen oder im Liegen ausgeführt.

Beinpressen verfügen in aller Regel über eine Möglichkeit, die Last in einer Mittelposition zu arretieren, um das Gerät zu besteigen oder zu verlassen. Wichtig ist es, beim Strecken der Beine die Muskelspannung aufrechtzuerhalten, sonst besteht die Gefahr, dass die Gelenke nur noch passiv stabilisiert und damit instabil werden. Vermeiden kann man dies durch aktives Anspannen bzw. durch Nachdrücken in den Sprunggelenken.

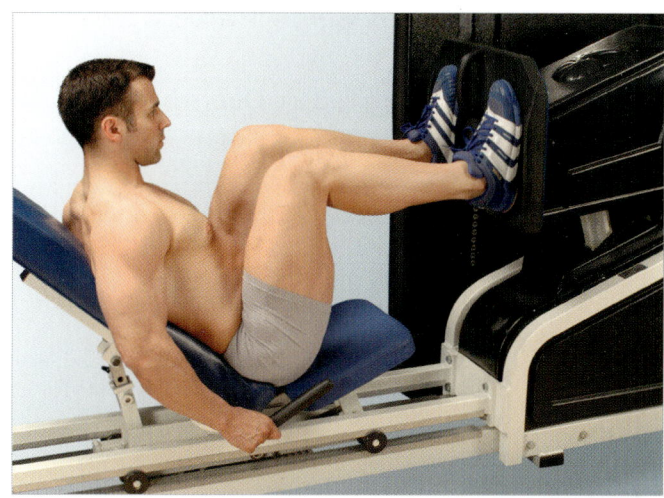

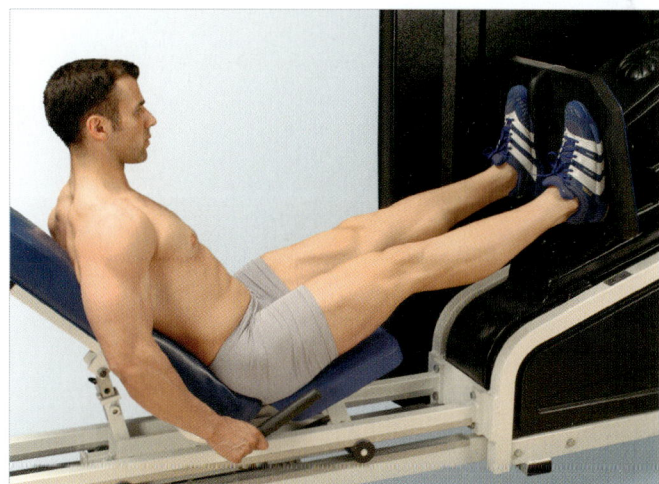

Ausgangs- und Endstellung an derBeinpresse

Vordere Oberschenkelmuskulatur

Alle Übungen auf einen Blick

Grundübungen für die vordere Oberschenkelmuskulatur

Übung	Durchführung mit Trainingsmittel			
	Langhantel	Kurzhantel	Kabelzug	Maschine
Kniebeuge (Squat)	✔ Front- oder klassische Kniebeuge, tiefe, halbe oder Viertelkniebeuge	✔ / ✘	✔ gegen doppelten Kabelzug	✔ an geführter LH oder Beinpresse liegend
Kniebeuge im Ausfallschritt	✔ mit LH im Nacken	✔ mit KH am langen Arm	✔	✔ an geführter Hantel
Ausfallschritte	✔	✔	✘	✘
Aufsteigen	✔	✔	✔	✘
einbeinige Kniebeuge (Single Leg Squat)	✔	✔	✔ / ✘	✔ mit geführter LH oder Beinpresse liegend

Isolationsübungen für die vordere Oberschenkelmuskulatur

Übung	Durchführung mit Trainingsmittel			
	Langhantel	Kurzhantel	Kabelzug	Maschine
Beinstrecken (Leg-Extension)	✘	✔ mit Gewichtsschuh	✔ mit Unterschenkelmanschette	✔
Beinpresse	✔ / ✘	✘	✔ / ✘	✔

✔ = möglich   ✘ = nicht möglich   ✔ / ✘ = möglich, aber unüblich

Programme

Volumenprogramm I (Einsteiger)

Prinzip: nur Grundübungen

Übung	Intensität	Satzzahl	Wieder-holungen	Bewegungs-tempo/Kadenz	Pausen-länge
Grundübung (z. B. halbe Kniebeugen)	50–70 %	3–5	8–15	normal, kontrolliert	2–3 min

Volumenprogramm II (Fortgeschrittene)

Prinzip: zwei Übungen pro Muskelgruppe (Grundübungen + Isolationsübung)

Übung	Intensität	Satzzahl	Wieder-holungen	Bewegungs-tempo/Kadenz	Pausen-länge
Grundübung (z. B. Kniebeuge)	60–80 %	5	8–12	langsam	2 min
Isolationsübung (z. B. Leg-Extensions)	60–70 %	5	8–12	langsam	2 min

Prinzip: Supersätze (Grundübung + Isolationsübung ohne Pause)

Übung	Intensität	Satzzahl	Wieder-holungen	Bewegungs-tempo/Kadenz	Pausen-länge
Grundübung + Isolationsübung im Anschluss (z. B. Aufsteigen + Beinpresse)	60–80 %	5	je 8–12	langsam	2–3 min

Vordere Oberschenkelmuskulatur

Volumentraining III (Profis)

Prinzip: drei Grundübungen + eine Isolationsübung (= vier Übungen für
die große Muskelgruppe)

Übung	Intensität	Satzzahl	Wieder-holungen	Bewegungs-tempo/Kadenz	Pausen-länge
Grundübung I (z. B. Kniebeugen)	60–80 %	4–6	8–12	normal	2–3 min
Grundübung II (z. B. Ausfallschritte)	60–80 %	3–4	8–12	langsam	2–3 min
Grundübung III (z. B. Beinpresse)	50–70 %	2–3	6–10	langsam	2–3 min
Isolationsübung (z. B. Leg-Extensions)	50–70 %	2–3	6–8	sehr langsam	2–3 min

Heavy-Duty-Programm

Prinzip: Supersatz aus Isolationsübung + Grundübung

Übung	Intensität	Satzzahl	Wieder-holungen	Bewegungs-tempo/Kadenz	Pausen-länge
Supersatz: Isolationsübung + Grundübung (z. B. Leg-Extensions + Kniebeugen)	70 %	1	6–10 + Intensivie-rungstechnik	sehr langsam	2–3 min

Grundübungen für die rückwärtige Oberschenkelmuskulatur

Prinzipiell eignen sich für die Rückseite der Oberschenkel alle Grundübungen für die vordere Oberschenkelmuskulatur (→ S. 116ff.).

Hyperextensions

Bei den Hyperextensions sind die gestreckten Beine durch Auflage am Sprunggelenk und an der Oberschenkelvorderseite fixiert. Der Oberkörper hängt in der Luft. Aus der Ausgangsposition mit gebeugtem Hüftgelenk wird der Oberkörper so lange angehoben, bis er mit den Beinen eine Linie bildet. Arme und Hände sind dabei entweder vor der Brust oder im Nacken verschränkt. Der Schwierigkeitsgrad kann durch Hantelscheiben oder Sandsäcke vor der Brust oder im Nacken erhöht werden. Diese Übung wird zwar häufig als Übung für den unteren Rücken betrachtet, sie ist aber auch für die Gesäß- und die rückwärtige Oberschenkelmuskulatur wirksam.

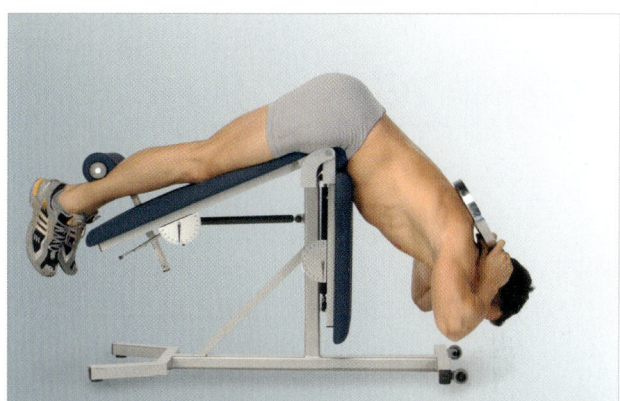

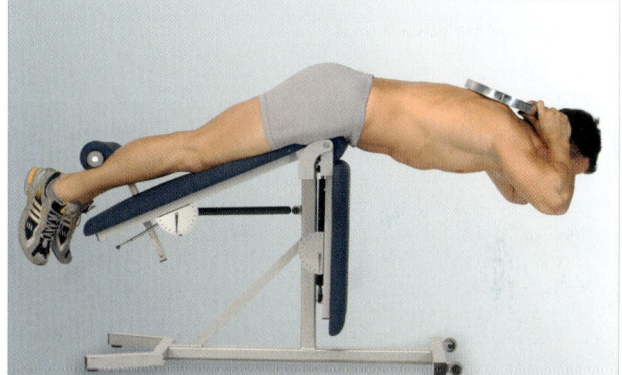

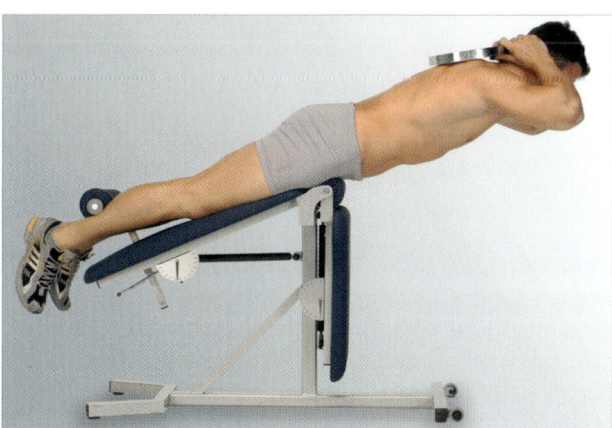

Hyperextensions mit einer Hantelscheibe als Zusatzlast

Hintere Oberschenkelmuskulatur

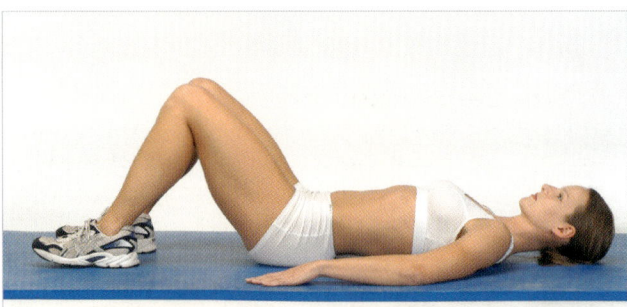

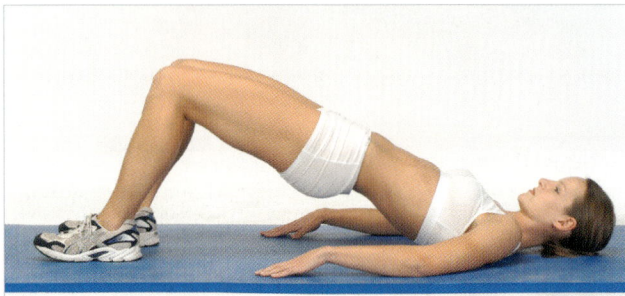

Halbe Brücke (Beckenheben)

Ausgangsposition ist die Rücken-lage. Die Beine sind gebeugt, die Füße werden nahe dem Gesäß flach aufgestellt, die Arme liegen gerade neben dem Körper. Aus dieser Po-sition wird das Becken angehoben, bis Oberschenkel und Rumpf eine Linie bilden. Die Arme bleiben aus-gestreckt liegen. Die Position wird nun gehalten. Anschließend senkt man den Rumpf wieder auf die Matte ab. Um den Schwierigkeits-grad zu steigern, kann man in der oberen Position auf die Zehenspit-zen gehen oder ein Bein von Boden lösen und strecken.

*Ausgangs- und Endstellung
bei der halben Brücke*

Isolationsübungen für die rückwärtige Oberschenkelmuskulatur

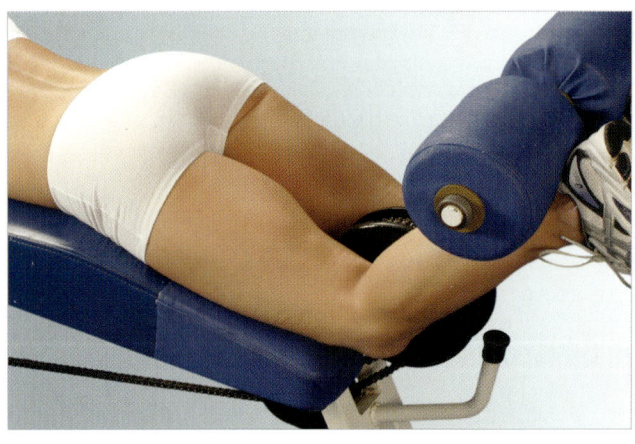

Bein-Curls

Bei dieser Übung wird, wie beim Beinstrecken, ausschließlich das Kniegelenk bewegt. Allerdings wird bei Bein-Curls gegen die Beugebe-wegung belastet. In der Ausgangs-position ist das Bein gestreckt. Der Unterschenkel wird gegen einen Widerstand, der unterhalb der Wade angreift, maximal gebeugt und anschließend wieder gestreckt.

*Ausrichtung von Geräte- und
Gelenkachse bei Bein-Curls*

Besonderheiten bei den Gerätevarianten

Maschine Je nach Maschinenkonstruktion werden Bein-Curls im Liegen oder im Sitzen durchge-führt. Man sollte darauf achten, dass Gerät- und Gelenkdrehachse übereinstimmen und dass das Be-cken durch aktives Anspannen der Bauchmuskulatur stabilisiert wird, sodass kein Hohlkreuz entsteht. Erleichtert wird dies, indem die Übung einbeinig durchgeführt wird und das andere Bein gestreckt bleibt oder im Liegen neben dem Gerät auf dem Boden abgestützt wird.

Alle Übungen auf einen Blick

Grundübungen für die rückwärtige Oberschenkelmuskulatur

Übung	Durchführung mit Trainingsmittel			
	Langhantel	Kurzhantel	Kabelzug	Maschine
Hyper-extensions	✘	✘	✔ / ✘	✔
halbe Brücke (Beckenheben)	Durchführung ohne Gerät			

Ebenfalls geeignet sind die Grundübungen für die vordere Oberschenkelmuskulatur (→ S. 122).

Isolationsübungen für die rückwärtige Oberschenkelmuskulatur

Übung	Durchführung mit Trainingsmittel			
	Langhantel	Kurzhantel	Kabelzug	Maschine
Bein-Curls	✘	✔ mit Gewichts-schuh	✔ stehend oder sitzend	✔ sitzend oder liegend

Programme

Aufgrund der begrenzten Auswahl spezieller Übungen empfiehlt es sich, das Training der Oberschenkelrückseite mit einer Isolationsübung an das der Vorderseite anzuhängen. Als Programm eignet sich am besten das Volumenprogramm II.

Volumenprogramm II (Fortgeschrittene)

Prinzip: zwei Übungen pro Muskelgruppe (Grundübung + Isolationsübung)

Übung	Intensität	Satzzahl	Wieder-holungen	Bewegungs-tempo/Kadenz	Pausen-länge
Grundübung (z. B. halbe Brücke)	60–80 %	5	8–12	langsam	2 min
Isolationsübung (z. B. Bein-Curls)	60–70 %	5	8–12	langsam	2 min

✔ = möglich   ✘ = nicht möglich   ✔ / ✘ = möglich, aber unüblich

Gesäß- und Hüftgelenksmuskulatur

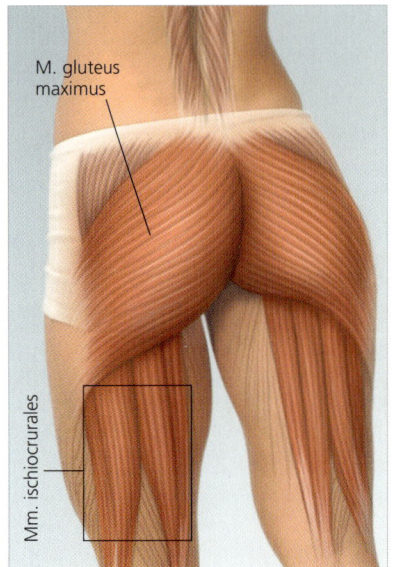

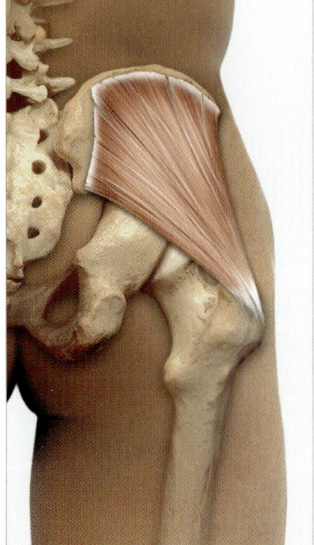

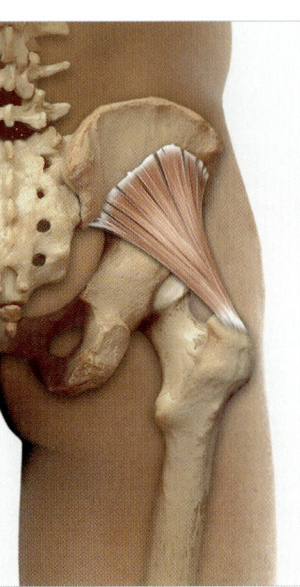

Hüftgelenkstrecker

Abduktorengruppe: M. gluteus medius und M. gluteus minimus

Funktionelle Anatomie

Die Funktion der Hüftgelenksmuskulatur ist äußerst komplex, denn sie setzt an der zentralen Struktur für die menschliche Haltung und Bewegung, dem Becken, an. Bei der Analyse ihrer Arbeitsweise muss diese Muskulatur immer unter Berücksichtigung der Beckenstellung und -bewegung sowie der Bewegung im Kniegelenk betrachtet werden.

Die dominante Muskelstruktur im Hüftbereich ist der M. gluteus maximus. Er sorgt mit seinen Synergisten an der Oberschenkelrückseite (M. biceps femoris, M. semitendinosus und M. semimembranosus) für die Streckung des Hüftgelenks.

Die hüftbeugende Muskulatur – insbesondere der M. iliopsoas, zusammen mit dem zweigelenkigen M. rectus femoris – arbeitet entgegengesetzt.

Seitlich wird das Hüftgelenk durch die Adduktoren (Mm. adductores) und die Abduktorengruppe (M. gluteus medius, M. gluteus minimus) bewegt.

Grundübungen für die Gesäßmuskulatur

Als Grundübungen für die Gesäßmuskulatur eignen sich alle Grundübungen für die Oberschenkelvorderseite (→ S. 116ff.).

Kreuzheben

→ Kap. Rückenmuskulatur (S. 78)

Good Mornings

Good Mornings entsprechen in ihrer Ausführung dem Kreuzheben (→ S. 78), allerdings mit dem Unterschied, dass die Last bei Herablassen nicht bis ganz nach unten, sondern nur bis auf Höhe der Knie abgesenkt wird. Die Übung wird in der Regel mit der Langhantel oder dem Kabelzug ausgeführt.

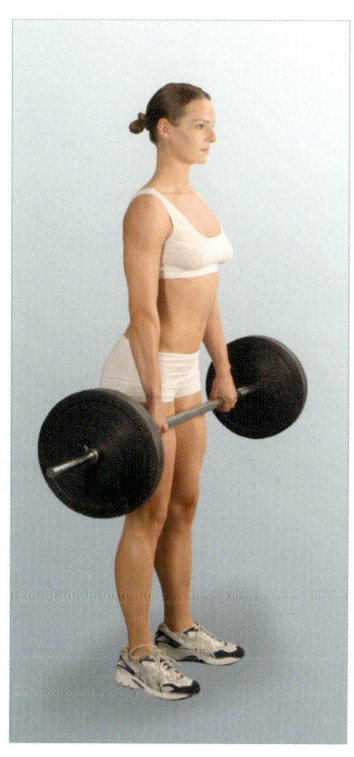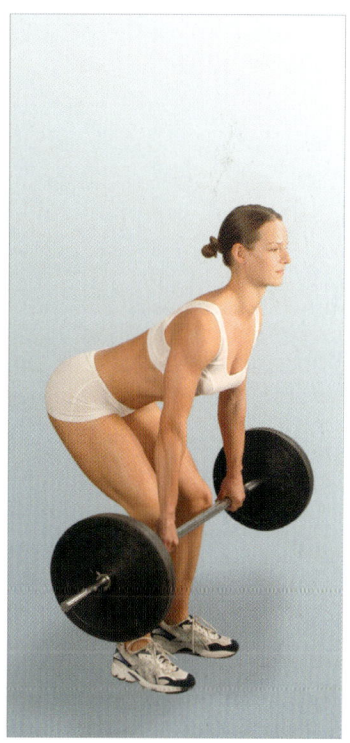

*Ausgangs- und Endstellung
bei Good Mornings*

Isolationsübungen für die Gesäßmuskulatur

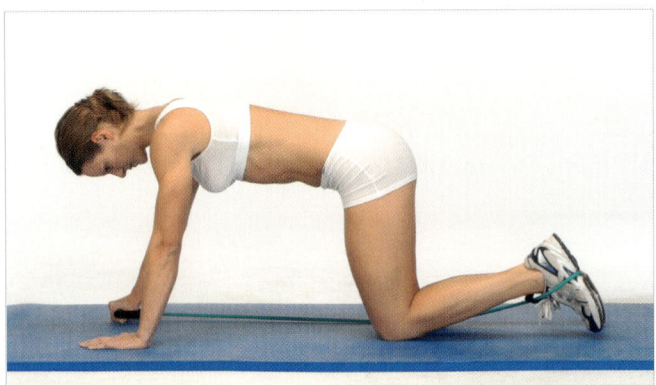

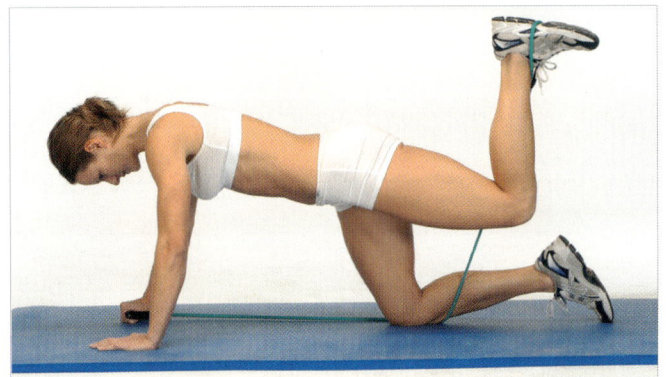

Hip-Extensions gegen ein Gummiband

Hüftstrecken (Hip-Extensions)

Bei dieser Übung wird das Hüftgelenk gegen einen Widerstand gestreckt. Die Übung wird einbeinig durchgeführt. In der Ausgangsstellung sind Hüft- und Kniegelenk gebeugt. Abschließend wird das im Knie weiterhin angewinkelte Bein bis zur vollen Streckung des Hüftgelenks nach hinten geführt.

Besonderheiten bei den Gerätevarianten

Gummiband Bei der Ausführung mit einem Gummiband (Tube, Deuser-Band etc.) ist die Ausgangsposition der Vierfüßlerstand (d. h. Stütz auf beiden Händen und den gebeugten Knien). Das Band wird nun um den Fuß des Trainingsbeines gelegt und unter dem Knie des passiven Beines fixiert. Anschließend wird das Trainingsbein nach hinten oben geführt.

Maschine Die Übung wird meist aus der Bauchlage ausgeführt. Das passive Bein stützt auf dem Boden ab. Der Widerstand kommt von einem Hebelarm, der im Bereich des unteren Oberschenkels angreift.

Eine Variante sind Hip-Extensions im Stehen. Dabei wird das gebeugte Bein am Hebel einer Maschine zum Adduktorentraining eingehängt und nach hinten gestreckt.

Halbe Brücke (Beckenheben)
→ Kap. Grundübungen für die rückwärtige Oberschenkelmuskulatur (S. 126).

Alle Übungen auf einen Blick

Grundübungen für die Gesäßmuskulatur

Übung	Durchführung mit Trainingsmittel			
	Langhantel	Kurzhantel	Kabelzug	Maschine
Kreuzheben	✔ mit LH oder Trap Bar *	✔ / ✘	✔	✔ / ✘
Good Mornings	✔	✔ / ✘	✔	✔ / ✘

Siehe auch Grundübungen für die vordere Oberschenkelmuskulatur (→ S. 122)

Isolationsübungen für die Gesäßmuskulatur

Übung	Durchführung mit Trainingsmittel			
	Langhantel	Kurzhantel	Kabelzug	Maschine
Hüftstrecken (Hip-Extensions)	✘	✔ mit Gewichtsschuh	✔ mit Unterschenkelmanschette	✔ Hip-Extension- oder Glute-Maschine
halbe Brücke (Beckenheben)	✘	✔ mit Gürtelgewicht oder Gewichtsscheibe auf dem Bauch	✔ / ✘	✘

* Der Trap Bar ist eine Langhantel, deren Stange sich in der Mitte teilt und mit zwei Querstangen versehen ist, sodass man hineinsteigen kann.

✔ = möglich   ✘ = nicht möglich   ✔ / ✘ = möglich, aber unüblich

Gesäßmuskulatur

Programme

Die Grundübungen müssen korrekt durchgeführt werden und sind für Anfänger häufig zu schwer. Daher findet sich an dieser Stelle kein Volumenprogramm für Anfänger.

Volumenprogramm II (Fortgeschrittene)

Prinzip: zwei Übungen pro Muskelgruppe (Grundübung + Isolationsübung)

Übung	Intensität	Satzzahl	Wieder-holungen	Bewegungs-tempo/Kadenz	Pausen-länge
Grundübung (z. B. Good Mornings)	60–80 %	5	8–12	langsam	2 min
Isolationsübung (z. B. Hip-Extensions)	60–70 %	5	8–12	langsam	2 min

Prinzip: Supersätze (Grundübung + Isolationsübung ohne Pause)

Übung	Intensität	Satzzahl	Wieder-holungen	Bewegungs-tempo/Kadenz	Pausen-länge
Grundübung + Isolationsübung im Anschluss (z. B. Kreuzheben + Hip-Extensions)	60–80 %	5	je 8–12	langsam	2–3 min

Volumentraining III (Profis)

Prinzip: drei Grundübungen + eine Isolationsübung (= vier Übungen für die große Muskelgruppe)

Übung	Intensität	Satzzahl	Wieder-holungen	Bewegungs-tempo/Kadenz	Pausen-länge
Grundübung I (z. B. Kniebeugen)	60–80 %	4–6	8–12	normal	2–3 min
Grundübung II (z. B. Kreuzheben)	60–80 %	3–4	8–12	langsam	2–3 min
Grundübung III (z. B. Good Mornings)	50–70 %	2–3	6–10	langsam	2–3 min
Isolationsübung (z. B. Hip-Extensions)	50–70 %	2–3	6–8	sehr langsam	2–3 min

Grundübungen für die Abduktoren und Adduktoren des Hüftgelenks

Für das Training der Abduktoren und Adduktoren sind alle Grundübungen für die vordere Oberschenkelmuskulatur geeignet (→ S. 116ff.).

Isolationsübungen für die Abduktoren und Adduktoren des Hüftgelenks

Oberschenkelabduktion

In der Ausgangsstellung liegen die Oberschenkel nebeneinander. Anschließend wird der Oberschenkel des Trainingsbeins gegen einen Widerstand im Hüftgelenk nach außen geführt.

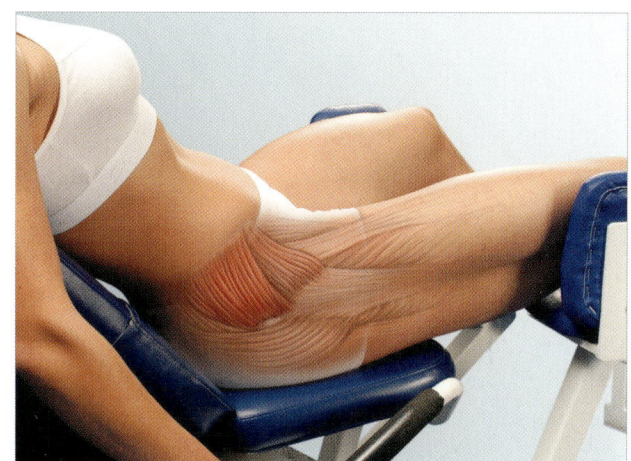

Besonderheiten bei den Gerätevarianten

Kabelzug Für ein Training mit dem Kabelzug benötigt man eine Sprunggelenksmanschette, die am Kabelzug fixiert wird. Bei der Übung steht man mit einem Bein seitlich abgestützt auf einer Erhöhung (Brett oder Hantelscheibe). Das Trainingsbein ist gestreckt und die Fußspitze nach oben gezogen. Der Kabelzug wird von seitlich unten geführt. Nun bewegt man das gestreckte Bein so weit nach außen, wie es ohne Beckenkippen oder -rotation geht. Anschließend wird das Bein nach innen geführt, aber auch nur so weit, wie das Becken stabil bleibt.

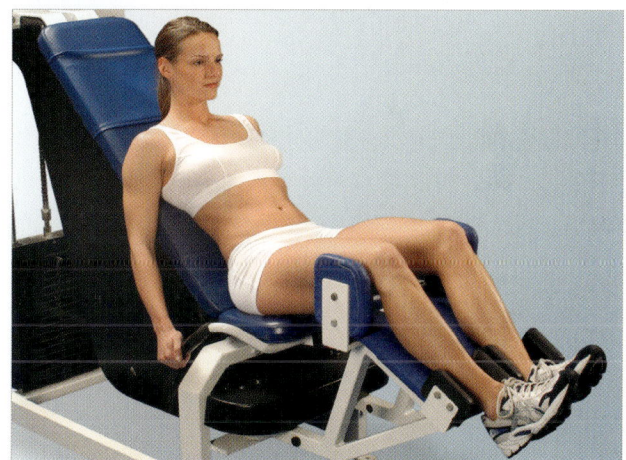

Maschine Bei den Abduktorenmaschinen unterscheidet man Maschinen zum Training im Stehen und solche zum Training im Sitzen. Bei Ersteren steht man auf einem Bein, während das andere gestreckt ist und auf einen Hebel im Bereich des

Abb. oben: Die Abduktoren des Hüftgelenks.

Abb. unten: Ausgangsstellung an der Abduktorenmaschine

Knies oder des Unterschenkels angreift. Zu beachten ist, dass die Hüfte bei der Bewegung nicht rotiert oder gekippt wird, d. h. die Bewegung erfolgt nur im Hüftgelenk.

Beim Training im Sitzen sind die Knie je nach Gerät entweder leicht oder rechtwinklig gebeugt. Der Widerstand wird durch Auflagepolster im Bereich der Knie gegeben.

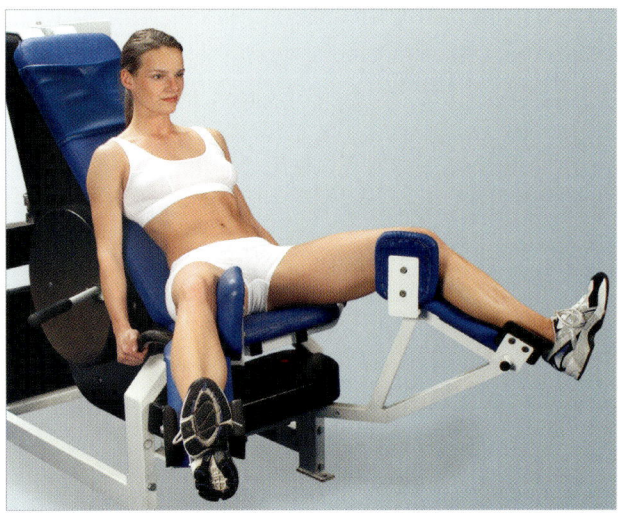

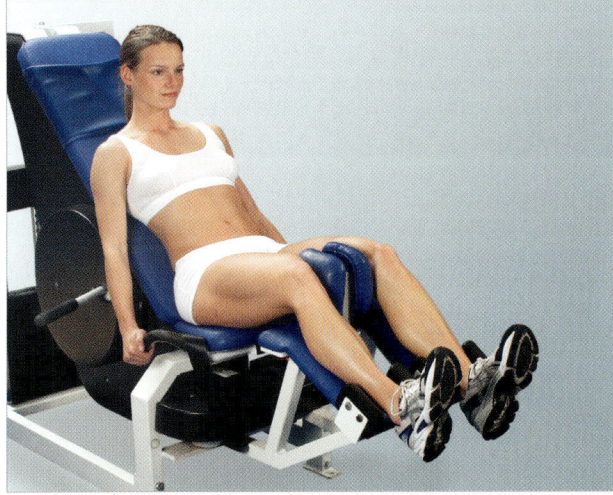

Oberschenkeladduktion

Bei der Oberschenkeladduktion wird der Oberschenkel gegen einen Widerstand im Hüftgelenk nach innen geführt. In der Ausgangsstellung ist der Oberschenkel im Hüftgelenk abgespreizt.

Besonderheiten bei den Gerätevarianten

Maschine Maschinen zum Adduktionstraining ähneln denen zum Abduktionstraining, mit dem Unterschied, dass die Bewegungsrichtung nun umgedreht ist. Bei vielen Modellen kann die Bewegungsrichtung durch Umstellen oder Umstecken geändert werden. Für den erleichterten Einstieg gibt es meist die Möglichkeit, den Hebel in einer neutralen Position zu arretieren.

Ausgangs- und Endstellung an der Adduktorenmaschine

Seitstütz

Beim Seitstütz liegt der Körper gestreckt auf der Seite und wird nur über den Unterarm (bei gebeugtem Ellbogengelenk) und dem Fußaußen- bzw. Fußinnenrand abgestützt. Dabei sollte man darauf achten, weder in der Hüfte abzuknicken, noch in der Schulter nachzugeben. Kopf und Halswirbelsäule werden in der Rumpfachse gehalten.

Alle Übungen auf einen Blick

Grundübungen für die Abduktoren und Adduktoren des Hüftgelenks

Zum Training der Abduktoren und Adduktoren des Hüftgelenks eignen sich alle Grundübungen für die vordere Oberschenkelmuskulatur (→ S. 122).

Isolationsübungen für die Abduktoren und Adduktoren des Hüftgelenks

Übung	Durchführung mit Trainingsmittel			
	ohne Gerät	Hantel	Kabelzug	Maschine
Oberschenkelabduktion	✔ Seitstütz auf dem unten liegenden Bein	✘	✔ mit Manschette im Stehen	✔
Oberschenkeladduktion	✔ Seitstütz auf dem oben liegenden Bein	✘	✔ mit Manschette im Stehen	✔

Programme

Es ist sinnvoll, das Training der Abduktoren und Adduktoren mit jeweils einer Isolationsübung an das Beintraining anzuhängen.

✔ = möglich   ✘ = nicht möglich   ✔ / ✘ = möglich, aber unüblich

Unterschenkel- und Wadenmuskulatur

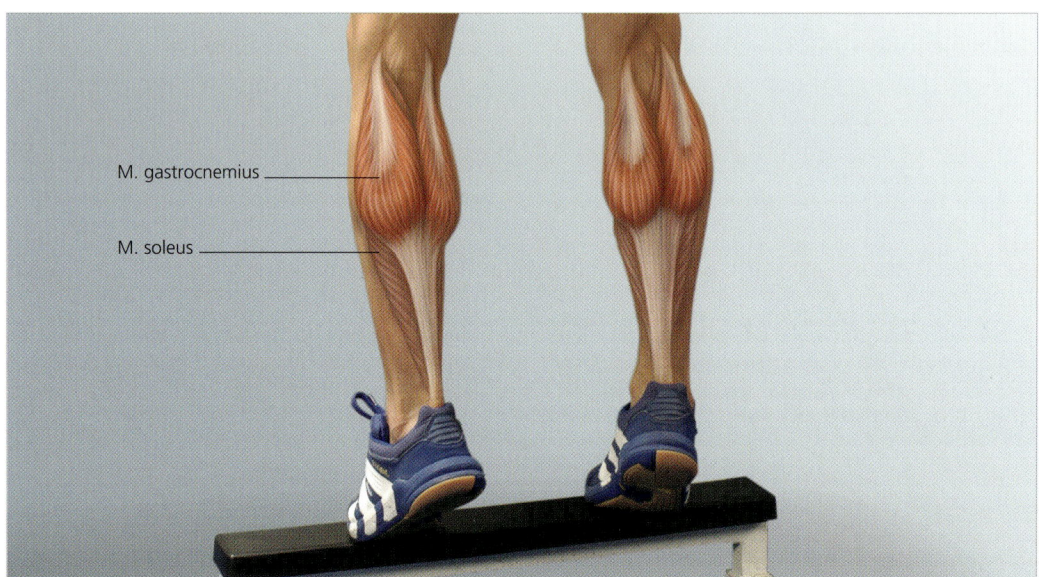

M. gastrocnemius

M. soleus

Wadenmuskulatur

Funktionelle Anatomie

Die Muskulatur des Unterschenkels wird vor allem durch die stark ausgeprägte Wadenmuskulatur dominiert. Der zweigelenkig arbeitende M. gastrocnemius sorgt zusammen mit seinem eingelenkigen Synergisten M. soleus nicht nur für das markante Oberflächenprofil, sondern er fungiert auch als Strecker im Sprunggelenk und übt eine wichtige Funktion beim Stehen, Gehen, vor allem aber beim Springen und Laufen aus. Der wichtigste Gegenspieler dieser Muskelgruppe ist der M. tibialis anterior.

Neben der Wadenmuskulatur gibt es eine Reihe weiterer Muskeln, die im Unterschenkel (am Schien- und Wadenbein) ihren Ursprung haben und den Fuß bewegen, das Fußgewölbe aufrichten oder die Zehen bewegen.

Grundübungen

Zum Training der Unterschenkel- und Wadenmuskulatur eignen sich alle Grundübungen für die vordere Oberschenkelmuskulatur (→ S. 116ff.).

Isolationsübungen

Wadenheben

Bei Wadenheben liegt der Fuß zu Beginn plan auf, zwischen Fußsohle und Unterschenkel ist ein rechter Winkel. Aus dieser Position wird der Fuß im Sprunggelenk gestreckt und anschließend wieder in die Neutralposition gebeugt.

Besonderheiten bei den Gerätevarianten

Langhantel Wadenheben im Stand lässt sich mit der Langhantel aus der Ausgangsposition für Kniebeugen durchführen. Um den Schwierigkeitsgrad zu steigern, kann man den Vorfuß mit einem Brett oder Ähnlichem unterlegen, damit der Fuß in der Neutralposition nicht komplett aufliegt.
Eine alternative Übung ist das Wadenheben im Sitzen, wobei die Langhantel oberhalb der Knie auf den Oberschenkeln aufliegt.

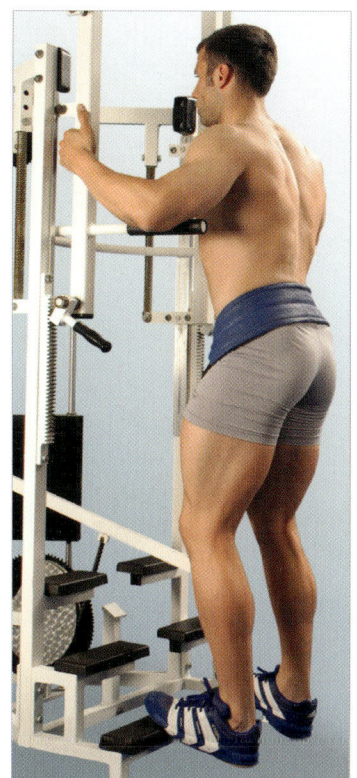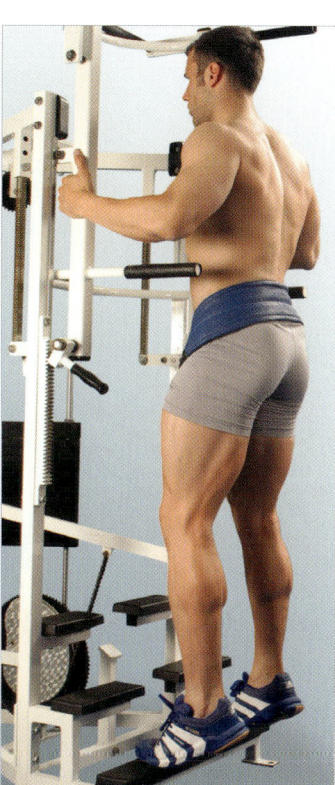

Ausgangs- und Endposition beim Wadenheben

Maschine bzw. geführte Hantel Wadenheben an Maschinen oder an der geführten Hantel kann sowohl stehend als auch sitzend durchgeführt werden.

Unterschenkel- und Wadenmuskulatur

Alle Übungen auf einen Blick

Grundübungen

Zum Training der Unterschenkel- und Wadenmuskulatur eignen sich alle Grundübungen für die vordere Oberschenkelmuskulatur (S. 122).

Isolationsübungen

Übung	Durchführung mit Trainingsmittel			
	Langhantel	Kurzhantel	Kabelzug	Maschine
Waden-heben	✔ stehend oder sitzend, mit nahe den Knien auflie-gender LH; erhöhter Vorfuß	✔ stehend	✔ stehend	✔ sitzend oder stehend an der Wadenmaschine; alternativ mit geführter Hantel

Programme

Es ist sinnvoll, das Training der Wadenmuskulatur mit einer Isolationsübung an das Beintraining anzuhängen.

✔ = möglich   ✘ = nicht möglich   ✔/✘ = möglich, aber unüblich

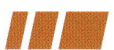
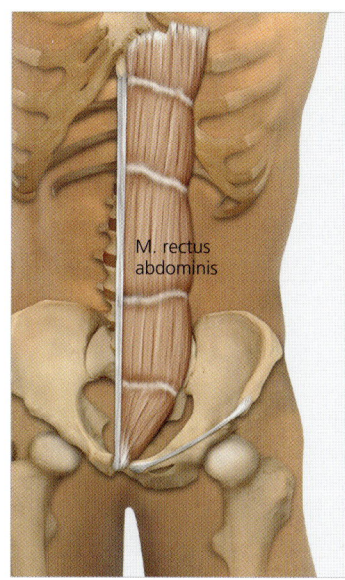

Gerader Bauchmuskel

M. rectus abdominis

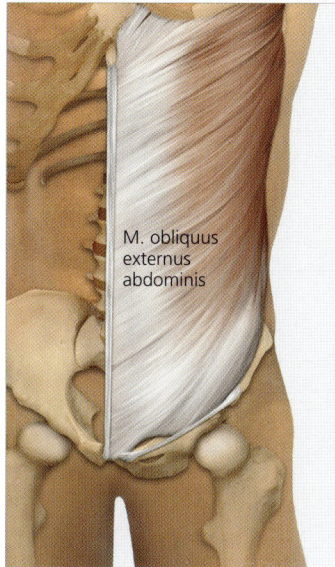

Äußere schräge Bauchmuskulatur

M. obliquus externus abdominis

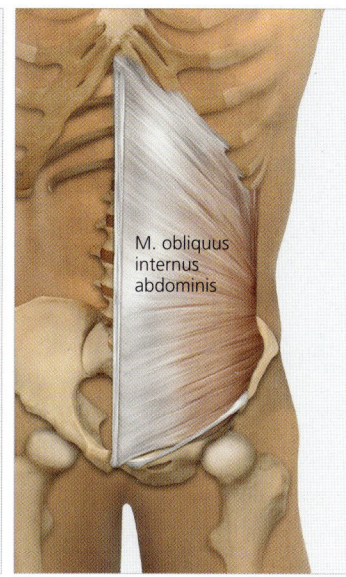

Innere schräge Bauchmuskulatur

M. obliquus internus abdominis

Funktionelle Anatomie

Die Bauchmuskulatur, anatomisch korrekt als Bauchwandmuskulatur bezeichnet, verbindet das Becken mit dem Brustkorb (Thorax) und hat im Bezug auf Haltung und Bewegung die Aufgabe, Becken, Thorax und die verbindende Wirbelsäule zu fixieren und zu bewegen. Bewegungsphysiologisch kommt ihr somit eine entscheidende Bedeutung zu, denn sie verbindet Thorax und Becken sowie die unteren und oberen Extremitäten miteinander und ist bei fast jeder Haltung bzw. Bewegung beteiligt.

Den vorderen Bereich der Bauchwandmuskulatur bilden die beiden Stränge des M. rectus abdominis, die entweder das Becken aufrichten oder den Brustkorb nach vorne beugen. Unterstützt wird dieser Muskel dabei von der äußeren und inneren schrägen Bauchmuskulatur. Durch die gemeinsame Kontraktion aller Teilmuskeln werden Becken und Thorax gegeneinander gekippt. Bei unterschiedlicher Kontraktion wird der Rumpf zur Seite gebeugt, oder Becken und Thorax werden gegeneinander verdreht.

Bauchmuskulatur

Grundübungen

Als Grundübungen für die Bauchmuskulatur eignen sich alle Übungen, bei denen der Rumpf nicht passiv fixiert ist, insbesondere das Freihanteltraining.

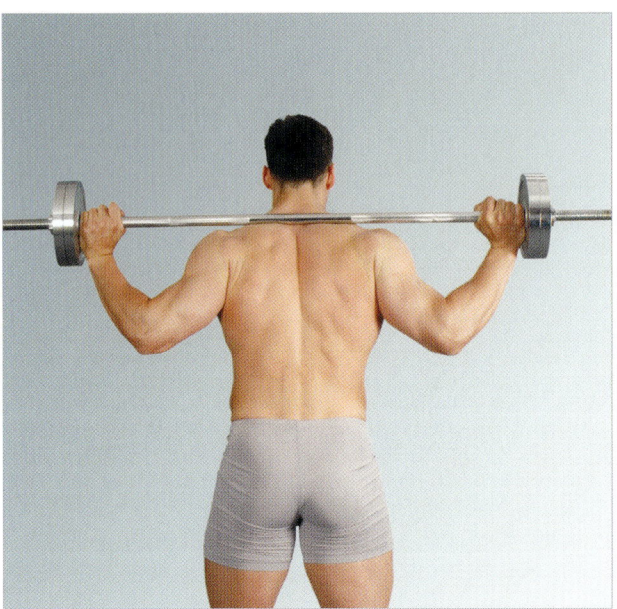

Ausgangsstellung beim Trainieren mit der Langhantel

Rumpfdrehen

Bei dieser Übung wird der Oberkörper bei weitgehend fixiertem Unterkörper (Beine, Becken) gegen einen Widerstand gedreht. Die Übung kann neben der Langhantel auch am Kabelzug und der Rotationsmaschine durchgeführt werden.

Besonderheiten bei den Gerätevarianten

Langhantel In der Ausgangsposition steht der Trainierende mit leicht gegrätschten Beinen und einer auf den Schultern aufliegenden und beidseitig weit im Obergriff gefassten Langhantel. Nun wird die Schulterachse im Wechsel nach beiden Seiten gedreht. Für die korrekte Ausführung ist es wichtig, stabil zu stehen und nicht mit zu viel Schwung zu arbeiten.

Maschine An der Rotationsmaschine wird die Übung im Sitzen durchgeführt. Der Widerstand greift an Schultern und Armen an. Der Rumpf rotiert langsam im Wechsel nach beiden Seiten.

Isolationsübungen

Gerader Crunch

Beim Crunch besteht die Bewegung im Beugen bzw. Aufrollen des Rumpfes bei fixiertem Becken. Anders als bei den Sit-ups wird die Lendenwirbelsäule dabei nicht angehoben. In der Ausgangsstellung sind die Beine angestellt, der Oberkörper und der Kopf liegen flach auf einer Auflagefläche. Die Arme werden vor der Brust verschränkt oder sind entlang des Rumpfes gestreckt. Alternativ können die Hände hinter dem Kopf verschränkt werden. Nun wird der Oberkörper langsam von der Unterlage aufgehoben und aufgerollt. Nach einer Haltephase im Punkt des maximal möglichen Aufrollens wird der Oberkörper wieder abgesenkt.

Besonderheiten bei den Gerätevarianten

Crunch-Bank oder ohne Gerät Der klassische Crunch wird entweder auf einer Gymnastikmatte ohne Geräte oder mithilfe einer speziellen Crunch-Bank durchgeführt. Manche dieser Bänke bieten die Möglichkeit, die Unterschenkel hochzulegen und zu fixieren. Zur Steigerung des Schwierigkeitsgrades kann man die Unterschenkel auch auf einem Gymnastikball ablegen, oder man legt sich rücklings auf einen solchen.

Maschine Crunches an der Maschine werden im Sitzen absolviert. Den Widerstand liefert eine Barriere vor der Brust oder ein Joch, das über die Schultern geführt wird. Damit die Bewegung durchgeführt werden kann, ist ein Widerlager für die Beine nötig.

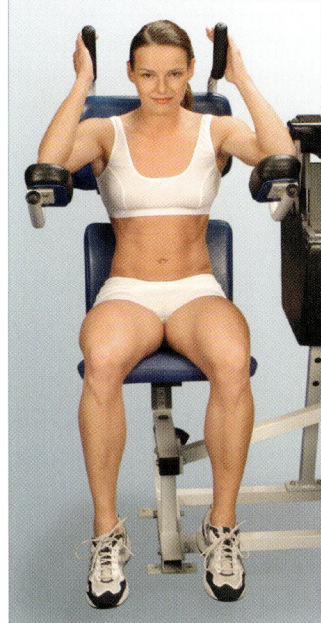
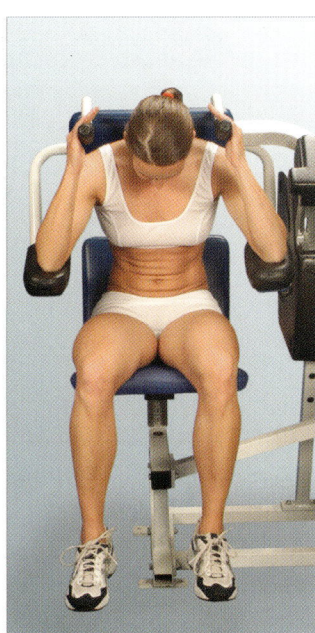

Maschinen-Crunch

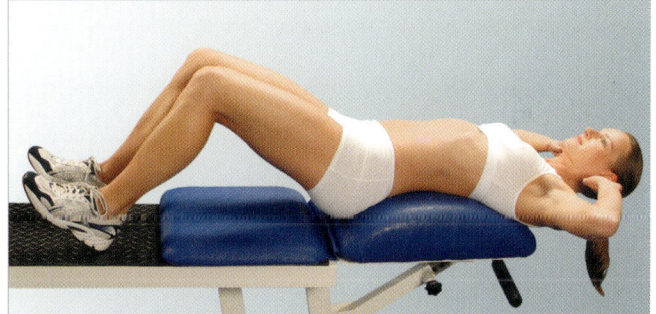

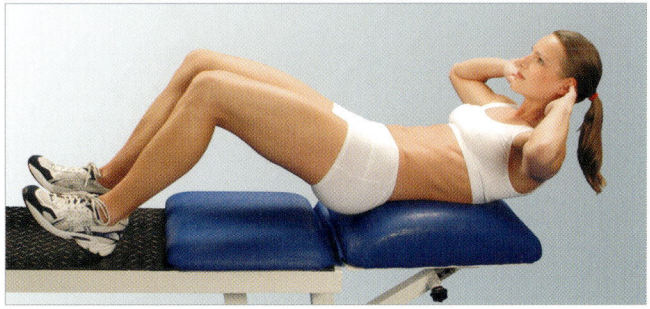

Ausgangs- und Endstellung auf der Crunch-Bank

Bauchmuskulatur

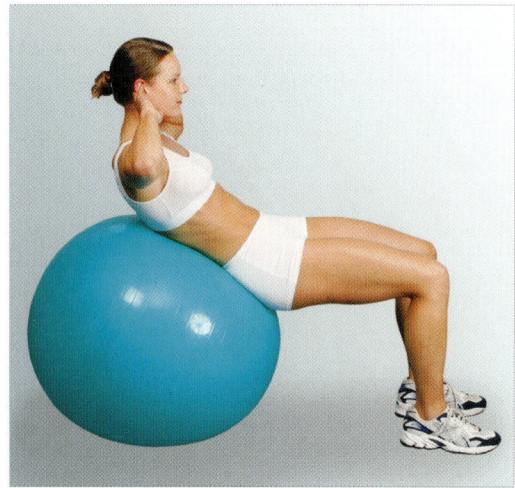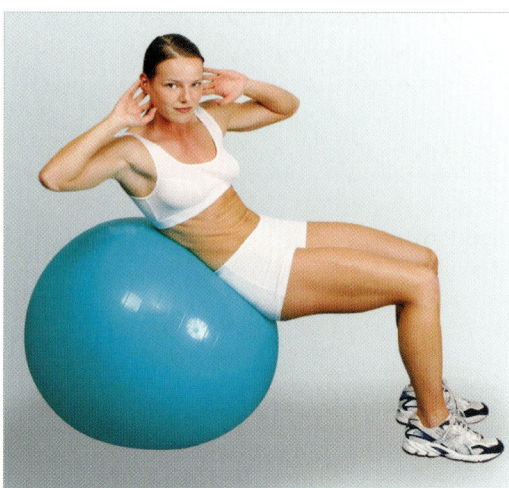

Schräger Crunch auf dem Gymnastikball

Schräger Crunch

Der schräge Crunch unterscheidet sich von dem geraden darin, dass mit dem Aufrollen eine Rotation im Schultergürtel erfolgt. Die Hände liegen im Nacken, und der Schultergürtel wird beim Aufrollen so gedreht, dass der obere Ellenbogen in Richtung der Knie weist. Anschließend wird der Rumpf wieder abgesenkt und dreht beim nächsten Aufrollen in die Gegenrichtung. Die Besonderheiten bei den Gerätevarianten entsprechen denen beim geraden Crunch.

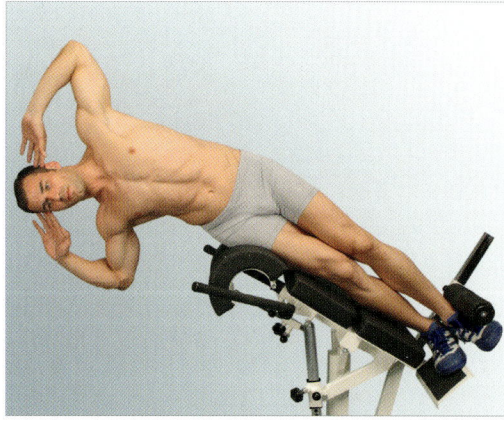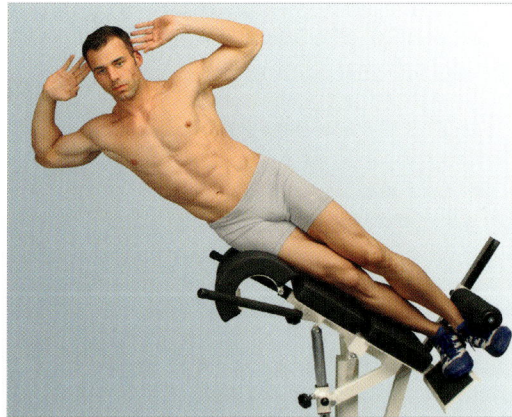

Seitbeugen an der Hyperextensions-Bank

Seitbeugen

Beim Seitbeugen wird der Rumpf zur Seite gebeugt. Die Übung kann im Stehen oder im Liegen durchgeführt werden.

Besonderheiten bei den Gerätevarianten

Kurzhantel Eine Kurzhantel wird einseitig am langen Arm seitlich neben dem Oberschenkel gehalten. Der freie Arm stützt am Kopf. Nun wird der Rumpf zur Hantel gebeugt und wieder gestreckt.

Kabelzug Ein von unten geführter Kabelzug wird einarmig neben den Oberschenkeln gefasst. Die Ausführung ist analog zur Kurzhantelvariante.

Maschine Hierfür wird eine Hyperextensions-Bank benutzt, auf die man sich seitlich legt. Zum Einhängen müssen die Beine überschlagen werden.

Beckenlift

Zu Beginn der Übung liegen Kopf und Oberkörper auf einer Unterlage. Die Beine sind angehoben. Nun wird das Becken gekippt und im unteren Bereich von der Unterlage abgehoben. Die Arme sind dabei entweder am Rumpf entlang ausgestreckt, oder die Hände werden oberhalb des Kopfes an einer Sprossenwand oder Ähnlichem eingehalten.

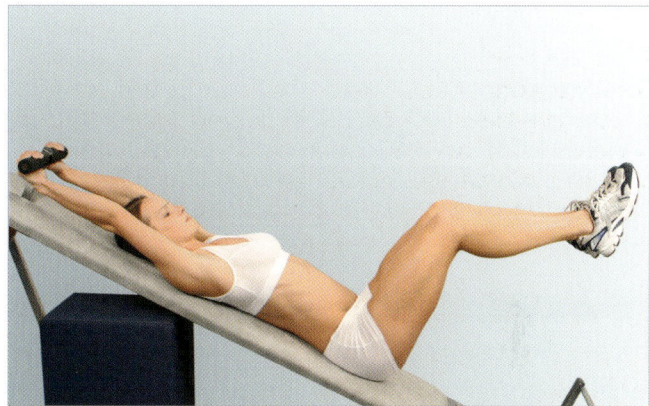

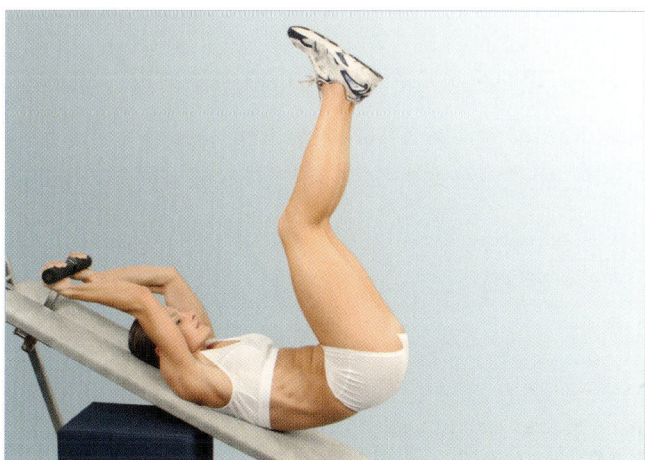

Beckenlift am Schrägbrett

Alle Übungen auf einen Blick

Grundübungen

Übung	Durchführung mit Trainingsmittel			
	Langhantel	Kurzhantel	Kabelzug	Maschine
Rumpf-drehen	✔ stehend	✔ / ✘	✔ beidhändig gefasst	✔ Rotations-maschine

Isolationsübungen

Übung	Durchführung mit Trainingsmittel			
	Langhantel	Kurzhantel	Kabelzug	Maschine
gerader Crunch	✘	✔ mit Hantelscheibe auf der Brust	✔ sitzend	✔ sitzend oder liegend
schräger Crunch	✘	✘	✔ / ✘	✔ sitzend o. liegend
Seitbeugen	✘	✔	✔	✔ Hyperextensions-Bank
Beckenlift	ohne Gerät			

Programme

Für das Bauchmuskeltraining wählt man zwei Isolationsübungen, eine mit einer Vorbeugung und eine mit einer Rotation. Von jeder führt man mehrere Sätze bis zum Punkt des Muskelversagens durch. Programmatisch entspricht das einem Volumenprogramm II.

Volumenprogramm II (Fortgeschrittene)

Übung	Intensität	Satzzahl	Wieder-holungen	Bewegungs-tempo/Kadenz	Pausen-länge
Isolationsübung I (z. B. gerader Crunch)		3–5	10–40	sehr langsam	1–2 min
Isolationsübung II (z. B. schräger Crunch)		3–5	10–40	sehr langsam	1–2 min

✔ = möglich   ✘ = nicht möglich   ✔ / ✘ = möglich, aber unüblich

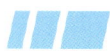
Trainingsglossar

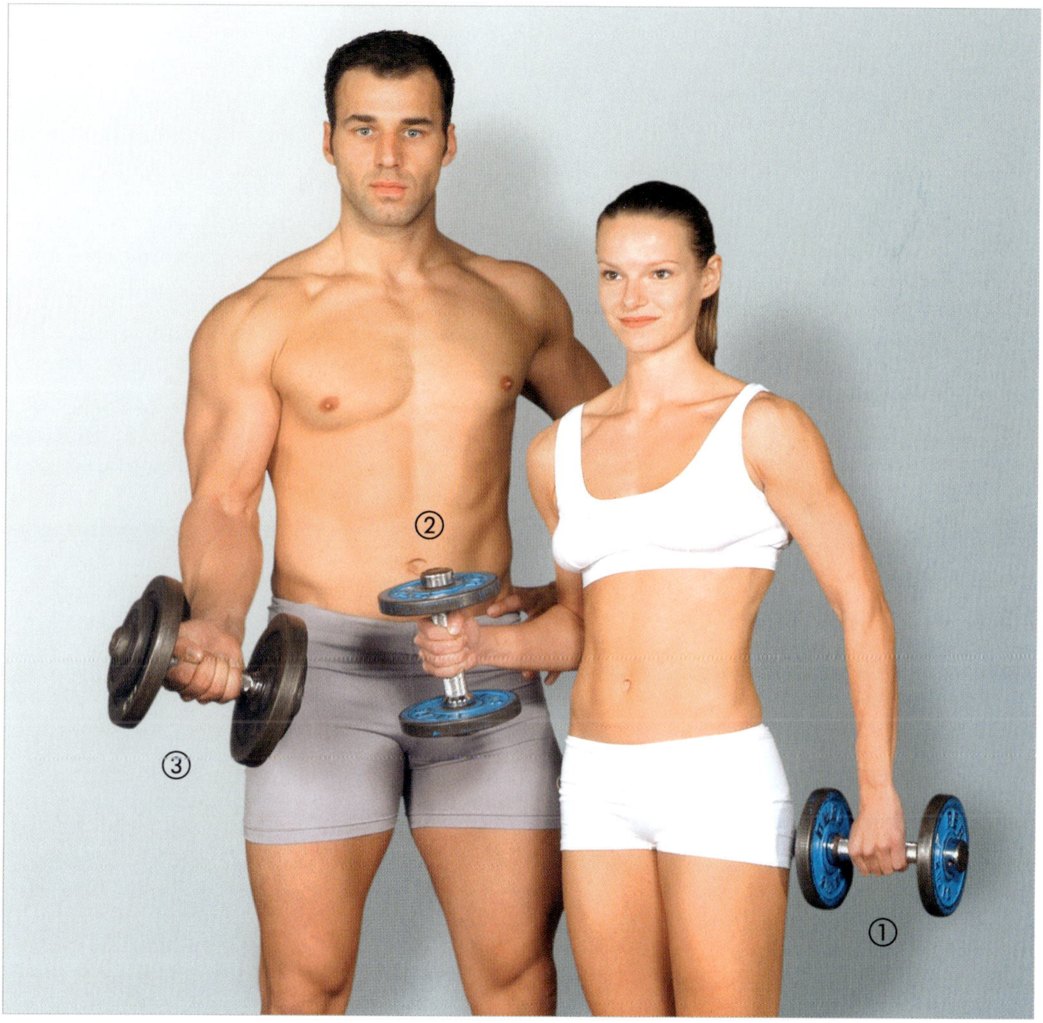

① Pronation
② Neutrale Unterarmstellung
③ Supination

Abduktion (lat.: *abducere* = wegführen) Abduktoren sind Muskeln, die es ermöglichen, Gliedmaßen abzuspreizen bzw. von der Körperachse wegzuführen.

Adduktion (lat.: *adducere* = heranführen) Heranziehen eines Körperteils. Adduktoren sind Muskeln, die es ermöglichen, Gliedmaßen an den Körper heranzuführen bzw. anzulegen.

Agonist der hauptsächlich an einer Bewegung beteiligte Muskel (→ *Synergist* und *Antagonist*)

Antagonist Gegenspieler eines Muskels, z. B. Beugemuskel zu einem Streckmuskel

Anteversion (lat.: *ante* = vor; *vertere* = wenden) Anheben des Armes oder Beines nach vorn. Die Gegenbewegung ist die → *Retroversion.*

Außenrotation Auswärtsdrehen eines Körperteils. Die Gegenbewegung ist die → *Innenrotation.*

Definitionsphase Trainingsphase, die eine Verbesserung des Muskelprofils (= sichtbare Kontur und Teilung) zum Ziel hat.

explosive Bewegungsausführung Ausführung mit größtmöglicher Bewegungsgeschwindigkeit; diese wird aber bei höheren Lasten immer geringer.

Extension das Strecken eines Gelenks

exzentrische Phase nachgebende Phase einer Übung, in der der Muskel gegen einen Widerstand gedehnt wird

Flexion das Beugen eines Gelenks

Ganzkörpertraining Trainieren aller wichtigen Muskelgruppen in einer Trainingseinheit

Grundübung entsprechen meist alltäglichen Bewegungen, z. B. Strecken des Armes. Bei Grundübungen wird häufig eine Muskelgruppe primär trainiert, aber es sind mehrere Muskelgruppen und Gelenke beteiligt. Grundübungen steigern die Kraft und schulen das Zusammenspiel der Muskeln (→ sog. *intermuskuläre Koordination*).

Hammergriff bzw. neutraler Griff neutrale Handgelenksstellung beim Hanteltraining (→ Abb. S. 145)

Heavy Duty auch Hochintensitätstraining (HIT). Trainingsmethode, bei der die Intensität besonders hoch ist und dadurch die Zahl der benötigten Sätze minimiert werden kann.

HIT Hochintensitätstraining → *Heavy Duty*

Hypertrophietraining Muskelaufbautraining, also Training, das in erster Linie auf einen Zuwachs an Muskelmasse ausgerichtet ist.

Innenrotation Einwärtsdrehen eines Körperteils. Gegenbewegung zur → *Außenrotation*

Intensität → *One Repetition Maximum*

intermuskuläre Koordination Zusammenspiel aller an einer Gelenkbewegung beteiligten Muskeln

intramuskuläre Koordination Zusammenspiel der motorischen Einheiten in einem Muskel

Isolationsübung Bei Isolationsübungen geht es darum, einen bestimmten Muskel bzw. eine Muskelgruppe gezielt und, soweit das geht, isoliert zu trainieren. Isolationsübungen fördern das Zusammenspiel der Fasern innerhalb eines Muskels, die sog. → *intramuskuläre Koordination,* und sind wichtig für das gezielte Auslösen von Muskeldickenwachstum (Hypertrophie).

isometrische Phase haltende Phase bei einer Übung, bei der der Trainingsmuskel ohne Bewegung angespannt wird

Kadenz Gibt die Dauer der einzelnen Phasen bei einer Übung in Sekunden an und damit die Bewegungsgeschwindigkeit. Ein Beispiel: 2-4-3 bedeutet zwei Sekunden → *exzentrische,* vier Sekunden → *isometrische,* drei Sekunden → *konzentrische Phase.*

Kontraktion (lat.: *contrahere* = zusammenziehen) Zusammenziehen eines Muskels

konzentrische Phase Übungsphase, bei der der Trainingsmuskel gegen einen Widerstand verkürzt ist

Last-Repetition-Methode Trainingsmethode, bei der so viele → *Wiederholungen* durchgeführt werden, wie gerade noch möglich sind, d. h., bis es zum erzwungenen Abbruch kommt.

Leerbrennen Trainieren bis zur vollständigen Ermüdung eines Muskels

Massephase Trainingsphase, in der das Ziel eine Gewichtszunahme und der Aufbau von Muskelmasse ist

Maximalkraft die höchstmögliche Kraft, die ein Muskel erzeugen kann

mehrgelenkige Übung Übung, bei der die aktive Muskulatur mehr als ein Gelenk bewegt

neutraler Griff → *Hammergriff*

Obergriff Die Hantel wird so gegriffen, dass die Handfläche nach unten und der Daumen in Richtung des Körpers zeigt → *pronierter Griff* und Abb. S. 145).

One Repetition Maximum (1 RM) Einer-Wiederholungs-Maximum. Maximallast, bei der die gewählte Übung gerade noch ein einziges Mal ausgeführt werden kann. Die Belastungsintensität einer Übung wird in prozentualer Relation zu diesem Maximum angegeben; 75 % von 1 RM bedeutet z. B., dass das Trainingsgewicht 75 % der Maximallast beträgt.

Pause Zeit zwischen den → *Sätzen*. Bei sog. lohnenden Pausen wird keine vollständige Erholung angestrebt; die Belastung wird wieder aufgenommen, sobald ein Großteil der Arbeitsfähigkeit wiederhergestellt ist. Dadurch wird der Trainingseffekt gesteigert.

Pronation Einwärtsdrehung z. B. des Unterarms, sodass die Hand bei hängendem Arm nach hinten weist. Gegenbewegung zur → *Supination* (→ *Obergriff* und Abb. S. 145)

Pyramidentraining Häufig angewandte Trainingsform mit variierenden Intensitäten und Wiederholungszahlen. Bei der klassischen Variante wird mit geringen Lasten und vielen → *Wiederholungen* begonnen. Nach und nach wird das Gewicht erhöht, und die Wiederholun-

gen werden reduziert, bis man beim Maximalgewicht und einer Einzelwiederholung angekommen ist.

Regenerationsphase Nach Trainingsbelastungen benötigt der Körper Erholung. Das eigentliche Muskelwachstum findet in der Zeit zwischen den Trainingseinheiten statt.

Retroversion (lat.: *retro* = zurück; *vertere* = wenden) Anheben des Armes oder Beines nach hinten. Die Gegenbewegung ist die → *Anteversion*.

Rotation Drehung

Satz Begriff für die Summe der → *Wiederholungen,* die ohne → *Pause* bzw. ohne das Gewicht abzusetzen hintereinander ausgeführt werden

Serie → *Satz*

Splitttraining Aufteilung des Trainingsprogramms in kleinere Trainingseinheiten, bei denen jeweils bestimmte → *Zielmuskeln* belastet werden und die übrige Muskulatur regenerieren kann

Supersatz Zwei → *Sätze* mit verschiedenen Übungen werden kombiniert und folgen häufig ohne → *Pause* unmittelbar aufeinander.

Supination Auswärtsdrehung des Unterarms, sodass die Handfläche bei hängendem Arm nach vorne weist. Gegenbewegung → zur *Pronation* (→ *Untergriff* und Abb. S. 145)

Synergist Bei einer Bewegung wirken immer mehrere Muskeln zusammen. Der Synergist (Mitspieler) ist ein an einer Bewegung mit beteiligter Muskel und unterstützt den → *Agonisten*.

SZ-Hantel Langhantel, deren Stange mehrere Biegungen aufweist, sodass je nach Übung ein pronierter bzw. ein supinierter Griff gewählt werden kann (→ *Pronation, Supination* und Abb. S. 148)

Trainingsmittel Hilfsmittel, die beim Krafttraining für den nötigen Widerstand sorgen, z. B. Hanteln (→ Abb. S. 148) und Maschinen

Übergriff   Beide Hände fassen die Hantelstange jeweils von außen und liegen dicht nebeneinander.

Untergriff   Die Hantel wird so gegriffen, dass die Handfläche nach oben und der Daumen vom Körper weg zeigt (→ *supinierter Griff* und Abb. S. 145).

Verschluss   sichert bei Hanteln die Scheiben auf der Stange

Wiederholung   Ein Übungszyklus besteht aus einer → *exzentrischen* und einer → *konzentri-*schen *Phase,* zwischen denen eine kürzere → *haltende Phase* steht. Die Wiederholungszahl gibt an, wie oft eine Übung in einem *Satz* wiederholt wird.

Zielmuskel   Der Muskel, der durch eine Übung vorwiegend trainiert werden soll. Er ist meist der → *Agonist* bei der durchgeführten Bewegung.

Zwiegriff   Grifftechnik, die vor allem beim Kreuzheben und bei hohen Lasten oft eingesetzt wird. Eine Hand greift im → *Ober-,* die andere im → *Untergriff.*

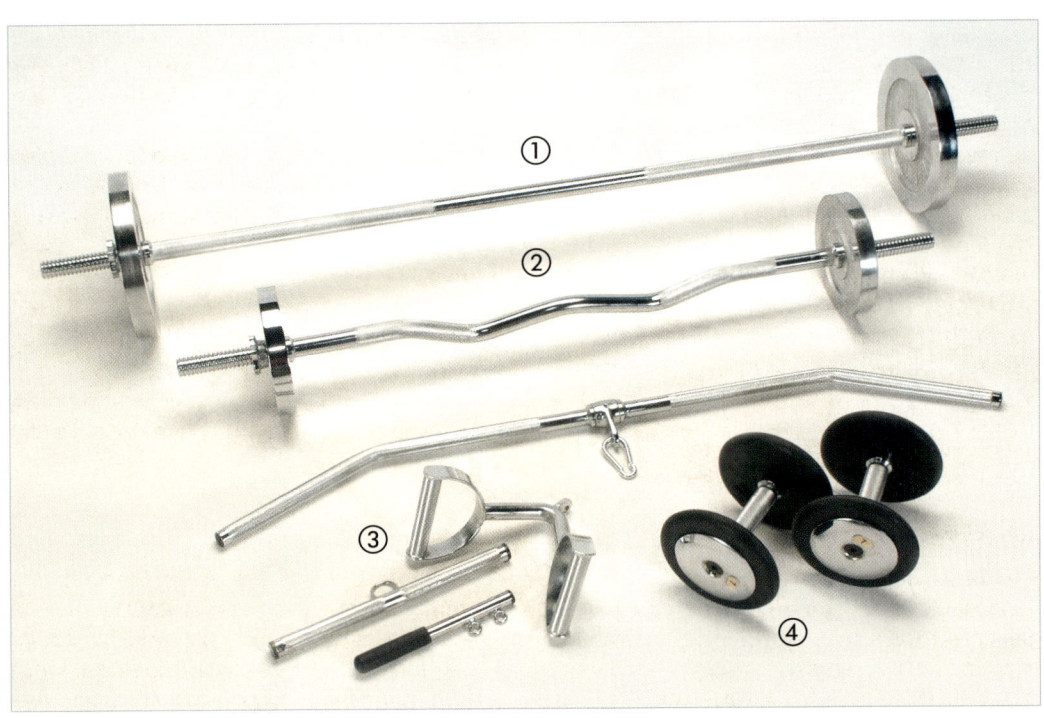

① *Langhantel*   ② *SZ-Stange*   ③ *Stangen und Griffe für den Kabelzug*   ④ *Kurzhanteln*

Häufige Verletzungen und Beschwerden im Kraftsport

Im Folgenden werden einige typische Verletzung und Beschwerden, die beim Training auftreten können, beschrieben. Grundsätzlich sollte man den Schmerz als ein Warnsignal des Körpers akzeptieren und die Belastung erst einmal abbrechen.

Muskelkater

Der Muskelkater ist eine Symptomatik, die bei der Aufnahme oder Wiederaufnahme eines Trainings nach der ersten Einheit häufig zu beobachten ist. Entgegen der noch weit verbreiteten Auffassung hat Muskelkater nichts mit einer Übersäuerung des Muskels zu tun, sondern ist das Ergebnis einer ungewohnten nachgebenden Arbeitsweise der Muskulatur. Durch die hohe exzentrische Belastung der Muskulatur beim Nachgeben entstehen kleine Risse in den Z-Scheiben der Myofibrillen. Auf diese kleinsten Verletzungen in der Muskelfaser reagiert der Organismus, um die Reparaturprozesse zu beschleunigen, mit einer Entzündung. Dabei dringt Wasser in die Muskelfaser ein, und der Muskel schwillt an – es bilden sich sog. Ödeme, was sich in Form eines Dehnungsschmerzes bemerkbar macht. Dieser Prozess wirkt zeitverzögert, sodass die Schmerzsymptome erst etwa zwölf bis 24 Stunden nach dem Training auftreten.

Vermeiden kann man Muskelkater in der Regel nicht. Weder Dehnübungen vor oder nach dem Training noch ein besonders intensives Aufwärmprogramm schaffen Abhilfe. Ist der Muskelkater da, dann sollte der betroffenen Muskulatur durch eine Belastungspause Zeit zum Ausheilen gegeben werden. Soll das Training auch vorübergehend nicht ganz eingestellt werden, gibt es die Möglichkeit, um den Schmerz herum zu trainieren – also Übungen zu wählen, die schmerzfrei möglich sind. Massagen unterstützen den Heilungsprozess nicht, sondern verzögern ihn, da sie eine zusätzliche mechanische Irritation der Muskulatur darstellen. Physikalische Maßnahmen wie Wärmebehandlungen, die die Durchblutung steigern (etwa Bäder oder Saunabesuche), können den Schmerz dagegen mildern und zu einem schnelleren Abklingen der Symptome beitragen. Entzündungshemmende Medikamente können zwar unterstützend eingesetzt werden, sie sind aber aufgrund des relativ schnellen Abklingens der Beschwerden nicht notwendig.

Muskelzerrung

Muskelzerrungen, Muskelfaserrisse und Muskelrisse beruhen alle auf dem gleichen Mechanismus. Ursache der Schädigung ist jeweils eine plötzliche und starke Überdehnung der Muskulatur.

Bei einer Muskelzerrung (Distension) kommt es zu einer begrenzten mechanischen Schädigung von einzelnen Muskelfasern und des umgebenden Bindegewebes. Muskelzerrungen treten besonders dann auf, wenn die Muskulatur vor dem Training nicht genügend aufgewärmt wurde oder wenn sie fortgesetzt durch zu hohe Trainingsintensität und -umfänge überbeansprucht wurde. Ignoriert man die Symptome und belastet die betroffene Struktur weiter, dann kann sich aus der Zerrung ein Muskelfaserriss oder gar ein Muskelriss entwickeln.

Bei den ersten Symptomen, die sich häufig in Form eines stechenden Schmerzes äußern, sollte die Belastung sofort beendet werden; die Akuttherapie sollte prinzipiell nach der PECH-Regel (Pause, Eis, Compression, Hochlagerung) erfolgen. Zur Kühlung eignet sich neben kaltem Wasser am besten Eis, das man allerdings nicht direkt aufbringen sollte – besser ist es, ein Handtuch dazwischen zu legen. Als Kühlungsdauer sind mindestens 20 Minuten anzusetzen. Durchblutungsfördernde Maßnahmen sollte man in den ersten drei Tagen unterlassen. Danach können Wärmeanwendungen, leichte Bewegung und entzündungshemmende Medikamente den Heilungsprozess unterstützen.

Muskelfaserriss

Im Gegensatz zur Muskelzerrung lässt sich beim Muskelfaserriss eine Strukturveränderung feststellen. Beim Abtasten des Muskels findet sich im Bereich der Muskelverletzung ein lokaler Schmerz. Liegt der Riss oberflächlich, kann man einen Bluterguss erkennen. Beim Riss großer Muskeln sind häufig auch deutliche Einbuchtungen oder zusammengezogene Muskelanteile in der betroffenen Region zu finden. Für die genaue Diagnose ist es notwendig, den Muskel mit bildgebenden Verfahren abzutasten (Ultraschall oder Kernspintomografie). Von allen Muskelgruppen sind die Waden- und die (hintere) Oberschenkelmuskulatur am häufigsten von Muskelfaserrissen betroffen.

Auch hier geht man bei der akuten Behandlung nach dem PECH-Konzept (→ Muskelzerrung) vor. Eine komplette Ruhigstellung ist, außer nach einer operativen Rekonstruktion, meist nicht notwendig. Der Muskel sollte zunächst aber mechanisch nur wenig belastet werden; auch von Wärmeanwendungen ist abzuraten. Entzündungshemmende und abschwellend wirkende Medikamente können den Heilungsprozess beschleunigen. Insgesamt ist die Spontanheilungsrate – also die Heilung ohne operative Versorgung – beim Muskelfaserriss hoch.

Sehnenschmerzen (Tendopathien)

Eine Tendopathie ist eine primär nicht entzündliche Erkrankung der Sehnen infolge von Über- bzw. Fehlbelastungen oder Verschleiß. Sie tritt häufig als Insertionstendopathie im Bereich des Sehnen-Knochen-Übergangs auf. Bemerkbar machen sich die Beschwerden in Form eines stechenden Schmerzes in diesem Bereich.

Therapeutisch strebt man eine Schonung sowie die zukünftige Vermeidung der Über- bzw. Fehlbelastung an. Bis zur Ausheilung dauert es oft recht lange. Im Training sollte man während des Heilungsprozesses Übungen wählen, bei denen der Schmerz nicht auftritt. In der weiteren Therapie können unterstützend medikamentöse Schmerz- und Entzündungshemmer eingesetzt werden.

Das menschliche Skelett

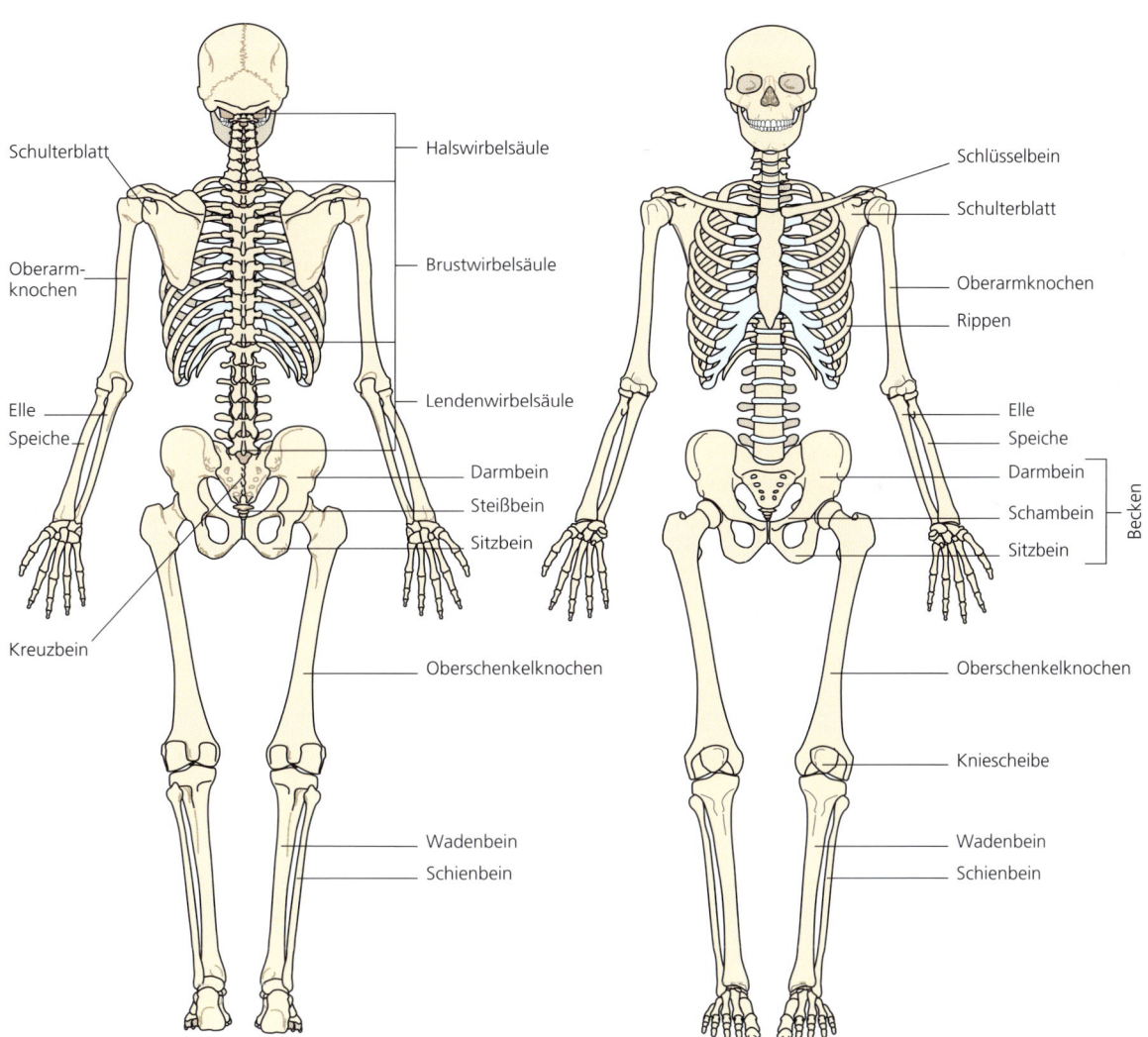

Schulterblatt

Oberarm-
knochen

Elle
Speiche

Kreuzbein

Halswirbelsäule

Brustwirbelsäule

Lendenwirbelsäule

Darmbein
Steißbein
Sitzbein

Oberschenkelknochen

Wadenbein
Schienbein

Schlüsselbein
Schulterblatt

Oberarmknochen
Rippen

Elle
Speiche
Darmbein
Schambein
Sitzbein

Becken

Oberschenkelknochen

Kniescheibe

Wadenbein
Schienbein

Ebenen und Richtungen

Die Ebenen und Richtungen

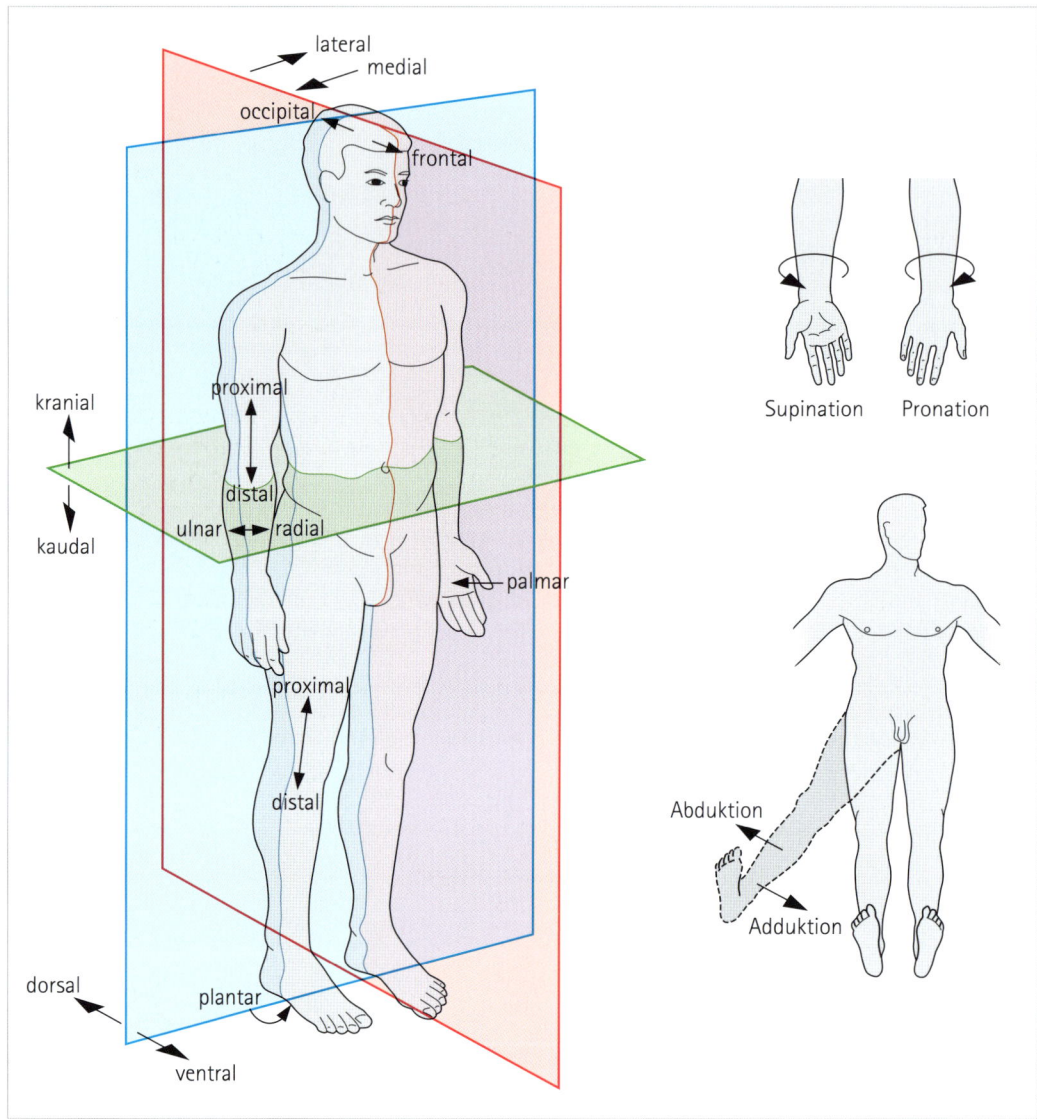

Index

Index

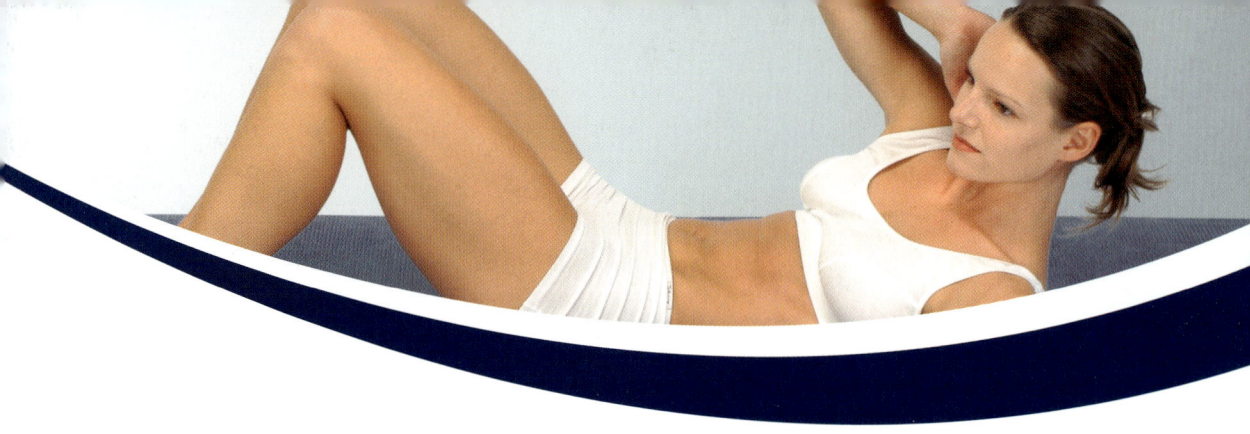

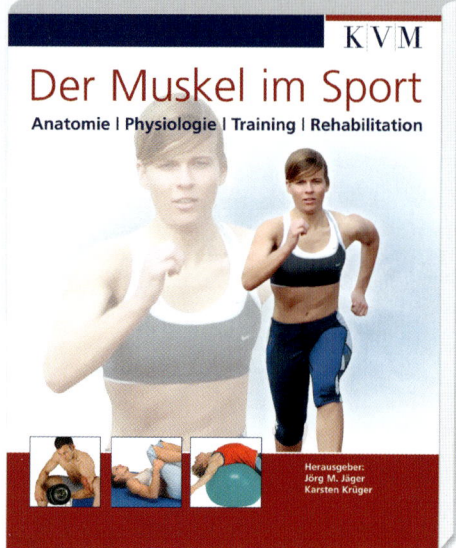

Der Muskel im Sport

Anatomie | Physiologie | Training | Rehabilitation

Jörg M. Jäger, Karsten Kürger (Hrsg.)

Softcover, ca. 400 Seiten, Format: 19,2 x 24 cm, ca. 600 Farbfotos und Illustrationen, ISBN 978-3-932119-55-2, Preis: 49,– €

Das Buch gliedert sich in vier Hauptteile. Der anatomische Teil zeigt ausführlich alle wichtigen Muskeln anhand detaillierter Grafiken. Ursprung, Ansatz, Verlauf und Funktion werden übersichtlich dargestellt und ausführlich beschrieben.

Der physiologische Teil erklärt die Funktionsweisen der Muskelsysteme. Der dritte Teil widmet sich den trainingstheoretischen Aspekten unter Berücksichtigung der anatomischen und physiologischen Zusammenhänge.

Im vierten Teil geht es um präventive und rehabilitative Aspekte: Einflüsse von gesunder und geschädigter Muskulatur auf den Gesamtorganismus, Methoden der Behandlung und die Bedeutung der Muskulatur für Sport und Training sowie für die allgemeine Gesundheit werden verdeutlicht.

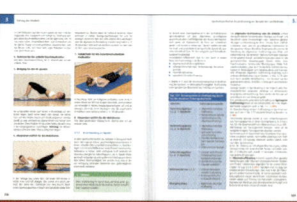

Weitere Informationen unter:

www.kvm-medizinverlag.de

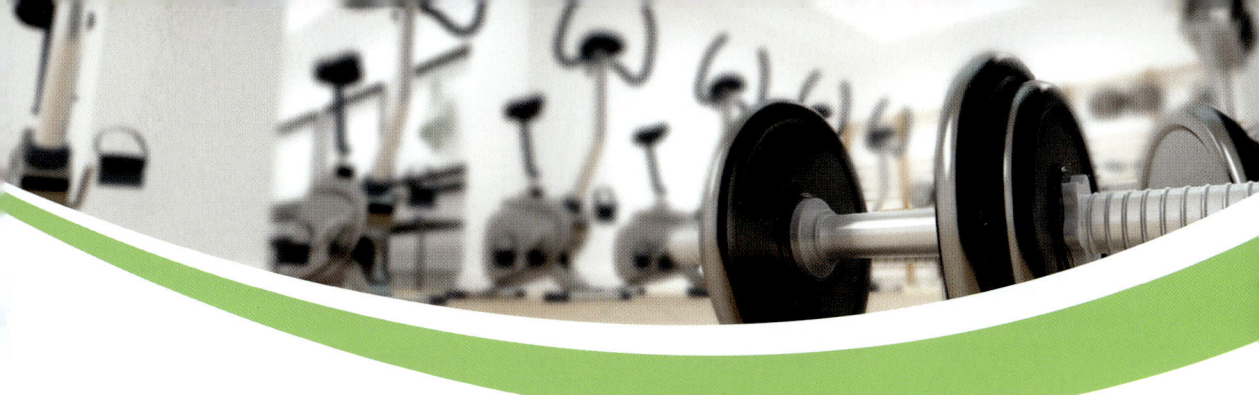

Hantel-**Guide**

Professionelles Hantel-Training für den gezielten Muskelaufbau

Gereon Berschin/Markus M. Voll

Softcover, 152 Seiten, Format: 17 x 24 cm,
210 Farbfotos und Illustrationen
ISBN 978-3-940698-37-7, Preis: 14,95 €

2010 bei KVM

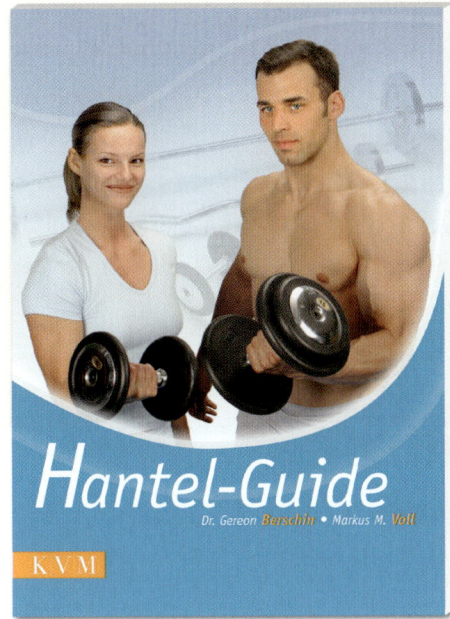

Der Hantel-Guide stellt Profimethoden aus dem Bodybuilding für das Training aller wichtigen Muskelgruppen vor. Hochwertige Grafiken zeigen die Anatomie der Zielmuskulatur jeder einzelnen Übung. Klar strukturierte Begleittexte und anschauliche Foto-Serien beschreiben jede Übung detailliert. Die Autoren geben zusätzlich Tipps zur Steigerung von Muskelumfang, Kraftausdauer und Maximalkraft.

Die Autoren:
Dr. Gereon Berschin ist Sportwissenschaftler an der Philipps-Universität Marburg. Markus Voll ist medizinischer Illustrator. Eines seiner Werke wurde 2004 von der »Stiftung Buchkunst« ausgezeichnet.

Weitere Informationen unter:

www.kvm-medizinverlag.de

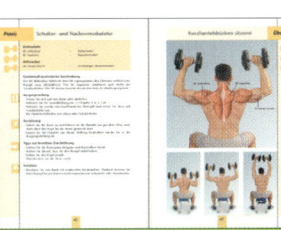
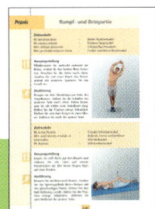
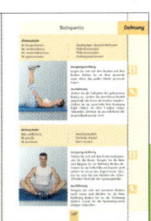

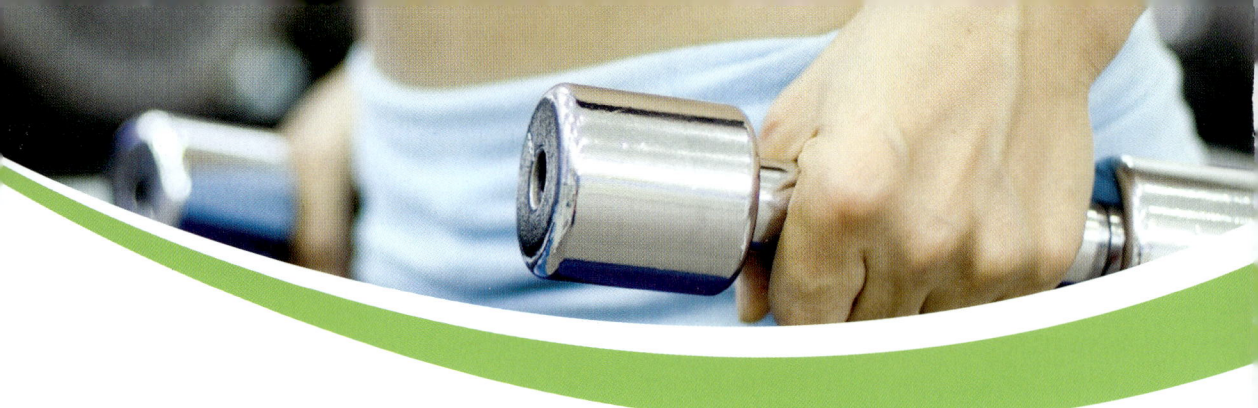
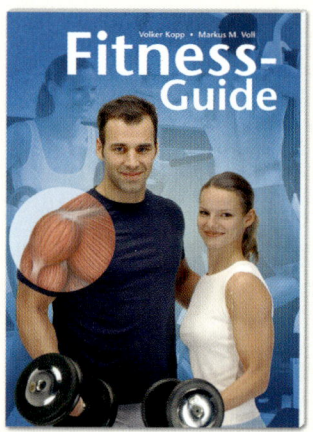
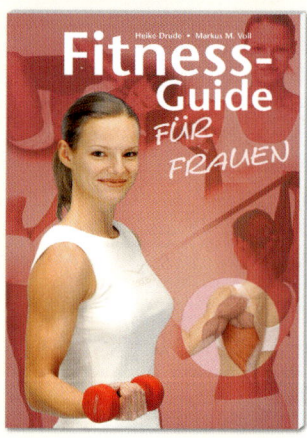
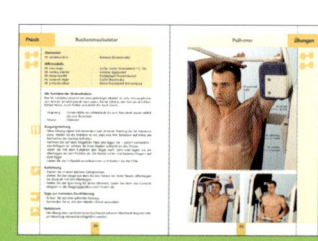 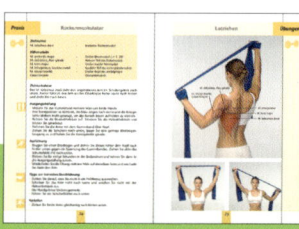